自律神経を整えれば「食いしばり・[illegible]ぎしり」[illegible]決する

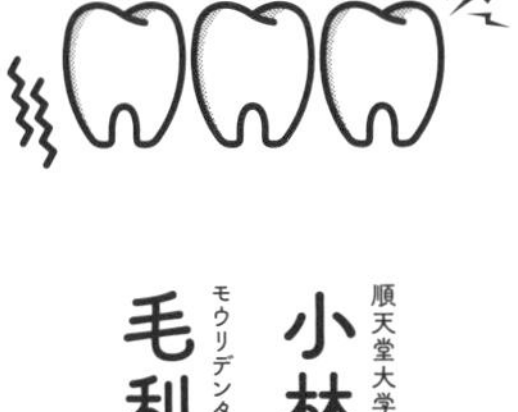

順天堂大学医学部教授
小林弘幸
モウリデンタルクリニック院長
毛利啓銘

宝島社

はじめに

口の状態を見れば、その人がわかります。

これまでの食生活、生活習慣が歯に現れているからです。

歯科医師が見れば、その人が何歳頃から甘いものを食べていたか、という経歴や、神経質なのか、大雑把なのか、ストレスを溜《た》め込みやすいのか、といった性格までわかります。

現在、日本人は歯に対する意識が高いとはいえません。体の健康は気にしていても、定期的に歯のメンテナンスまできちんと行っている人は多くはないようです。

「歯が痛くなったら歯医者に行く」というのが定番で、特に症状や痛みがなければ歯磨きをしているし大丈夫、と考えている人がほとんどのように思います。最後に歯医者に行ったのは何年前か思い出せない、という人もいるのではないでしょうか。

歯は食事を食べるために欠かせないものであると同時に、体のさまざまな部分に影響を及ぼすことがわかっています。

そして、体の根幹を支える自律神経とも密接につながっているのです。

本来であれば、体調を気にするのと同じくらい、歯のコンディションも意識する必要があります。問題が出てから対処するのでは遅いのです。

自律神経が整っていれば、歯の健康も保たれます。逆に、自律神経が乱れていたら、歯にも問題が生じます。

最近、歯が痛くなって歯医者に行ったけれど、虫歯は見つからず、原因がわからなかった。特に硬いものを食べたわけでもないのに、奥歯の詰め物が割れてしまった、という事例が増えています。

それは、「食いしばり・歯ぎしり」が原因かもしれません。

寝ているあいだに無意識で行っている「食いしばり・歯ぎしり」は、自分ではなかなか気づくことができません。家族や歯科医師から指摘されて初めて認識する人も多いようです。

「猫背」や「貧乏ゆすり」などの癖は、自分の目で見て認識することができるので、改善しようという意識も働くのですが、「食いしばり・歯ぎしり」は無自覚の癖のため、治すにもどうしたらいいのかわからず困っている、という人も多いのではないでしょうか。

「食いしばり・歯ぎしり」は、ストレスや不規則な生活、偏った食習慣などにより、自律神経のバランスが乱れたことで引き起こされます。

ですから、「食いしばり・歯ぎしり」を根本的に解決するには、自律神経を整えるしかないのです。

現代社会はストレス過多です。ただでさえ、仕事や人間関係のストレスが多いにもかかわらず、昨今の感染症の流行、不安定な世界情勢、景気の悪化など、現在の私たちを取り巻く環境には深刻な問題があふれています。

自律神経にとって、ストレスは大敵です。自分自身がストレスから逃れようと努力をしていても、周りの環境が追いつめてきます。大変な時代だと感じますが、うまく折り合いをつけて、自分の健康を守らなければなりません。

これまでの医療というのは、病気になってから治療をする、という形が主流であり、どうしても後手に回りがちでした。

しかし、これからの社会を生き抜いていくためには、何か不調が起こる前に「予防をする」という意識を持っていく必要があると感じています。

高齢化の進む日本では、健康寿命をいかに延ばすかが課題となっています。まずは、歯の健康から意識してみてください。

歯は健康を維持するバロメーターです。歯の状態が、心身のコンディションを反映しているのです。すなわち、自律神経のバランスが整っているかどうか、歯を見ればわかるということです。「予防をする」という観点からも、自律神経を整え、歯をメンテナンスすることは重要であると考えています。

自律神経が整い、「食いしばり・歯ぎしり」が解消されると、体調が改善するだけでなく、対人関係や仕事のパフォーマンスも上がります。あなたの人生は、もっと豊かなものになるはずだと信じています。

なお本書は、前半3章までを自律神経について小林が、後半4章から歯の重要性について毛利が、執筆を担当しました。それぞれの専門家がわかりやすく説明をしておりますので、知識を深めてあなたの人生に役立てていただければと思います。

小林弘幸　毛利啓銘

目次

第1章

自律神経が整うとはどういうことか？

第2章

その不調、自律神経が原因かも

第3章

自律神経を整える行動習慣

第4章

みんなが知らない歯のお話

第5章 食いしばりが及ぼす悪影響 -自律神経と歯の関係-

第6章 ストレスと食いしばり依存

第7章

歯とあなたの未来のために

第1章

自律神経が整うとはどういうことか?

生命活動を維持する自律神経

近年、「自律神経」という言葉を聞く機会が増えたのではないでしょうか。コロナ禍以降、自律神経は非常に重要なキーワードとして、さまざまな媒体で取り上げられるようになりました。自身の肉体や健康に対する意識が高まったことにより、自律神経にスポットライトが当たったのです。

自律神経が乱れるとさまざまな不調を引き起こすらしい、どうやら心身の健康にとって必要不可欠なものらしい、ということはご存じの方も多いでしょう。しかし、自律神経とは何か、という問いに対して、きちんと説明できる人はまだ少ないように思います。

人間の体を動かし、感覚を司る神経にはさまざまな種類があります。大きくは、脳と脊髄《せきずい》をつなぎ、全身から集まる情報を処理して指令を送る「中枢神経」と、中枢神経から体の各部へ網目のように張り巡らされ、情報を伝達する「末梢《まっしょう》神経」の2つに分けられます。

そして、末梢神経の中でも、自分の意思とは関係なく働き、人間の生命活動に欠かせない呼吸や血管、内臓の働きをコントロールしている神経を「自律神経」といいます。文字通り自律して働く神経なので、24時間３６５日、私たちが眠っているあいだでも活動を続けています。自律神経とはすなわち、「私たち人間の生命活動の根幹＝ライフラインを支えているもの」だともいえるのです。

ライフラインを支えている自律神経を整えることは、生命力そのものを強くすることにつながります。自律神経が整うと、快眠・快便になり、肩こりや冷え症も改善します。これは、自律神経が整うことで、血行が良くなり、腸の働きが活性化するためです。

全身の細胞のすみずみにまで質の良い血液が行きわたるようになると、肝臓の機能が上がり、瞳はいきいきと輝き、肌や髪や爪もみずみずしい美しさを取り戻すといった、アンチエイジングの効果もあります。

さらに、自律神経を整えることは免疫力を高めることにも直結します。新型コロナウイルスだけでなく、さまざまな病気に何度もかかる人もいれば、かからない人もいます。これらは、免疫力の差が影響しています。つまり、自律神経を整えることによって免疫力が上がれば、病気になりにくい強い体をつくることができるといえます。

また、自律神経は、身体面だけでなく、仕事のパフォーマンスの向上や、うつの解消といった、メンタル面にも影響を及ぼします。現代のストレス社会において、メンタルの健康を維持することはとても難しいです。現在進行形で、メンタルの不調に悩まされている人も多いことでしょう。

しかし、自律神経が整い、血流が良くなれば、脳の働きも活性化します。そうすると、仕事や勉強を効率的にこなせるようになり、むやみに焦ったり、カッとなってイライラする、といった心の不調が改善されます。

自律神経のバランスによって心身の状態は大きく左右されるともいえます。ですから、心と体の健康のためにも、自律神経を整えるよう、日頃から意識して習慣づけることが必要なのです。

交感神経と副交感神経のバランス

自律神経は「交感神経」と「副交感神経」の2種類で構成されていて、それぞれ働きが違います。

交感神経は、車にたとえるとアクセルのようなもの。交感神経の働きがアップすると、心身ともにアクティブな状態になります。血管が収縮し、血圧は上昇。気分が高揚して興奮し、「緊張」の状態に向かっていきます。

一方、副交感神経は、車でいうブレーキ。副交感神経の働きが上がると、心身ともにリラックスした状態になります。血管がゆるみ、血圧は低下。気分は落ち着いて、「弛《し》緩《かん》」（冷静で穏やか）状態に向かいます。

交感神経と副交感神経、それぞれが優位になった場合の体の反応は、次の通りです。

〈交感神経優位のときの体の反応〉

○血圧が上がる

○血管が収縮し、心拍数《しんぱくすう》が上がる

○呼吸が荒くなる

○瞳孔が拡大する

○発汗を促す

○腸のぜんどうを抑える

○顆粒球《かりゅうきゅう》（白血球の一つ）が多くなる

○リンパ球が少なくなる

〈副交感神経優位のときの体の反応〉

○血圧が下がる

○血管が拡張し、心拍数が落ち着く

○呼吸が深くなる

○瞳孔が縮小する

○発汗を抑える
○腸のぜんどうが活発になる
○顆粒球（白血球の一つ）が少なくなる
○リンパ球が多くなる

自律神経が整っている状態、というのは、交感神経と副交感神経が安定して機能することを意味します。さらに理想的なのは、交感神経と副交感神経の働きがともに活発で、つり合いが取れている、という状態です。活動的になる交感神経と、リラックスできる副交感神経という相反する２つの神経が、どちらも高いレベルで働いていながら、活動状況によってどちらかが「やや優位」という絶妙なバランスを保つことが必要なのです。この「やや優位」というのがポイントです。車と同じように、どちらか一方の働きに偏っていては、うまく心身をコントロールすることができません。

朝起きて、体が活動モードになったときには交感神経が「やや優位」に、夜になったら休息モードになって副交感神経が「やや優位」になるという、一日の中のリズムをきちんと把握して過ごすことが、自律神経のバランスを保つ秘訣《ひけつ》です。

自律神経のバランスが乱れると起こること

現代のストレス社会では交感神経が過剰に優位になりがちで、交感神経と副交感神経のバランスを理想的な状態に保つことは非常に困難です。実は、ストレスこそが、自律神経のバランスを乱す最大の敵なのです。

仕事や家庭でのストレス、また、数年前から世間を騒がせている感染症など、不安や緊張を感じながら日々生活をしている人は多いことでしょう。

もちろん、加齢や不規則な生活、暴飲暴食など、自律神経のバランスを乱す要因は多様に存在します。しかし、なかでもいちばんの元凶はストレスであることは、長年の研究からも明らかです。

ストレスを感じると、交感神経の働きが過剰に高くなります。そうすると、血管が収縮し、血流が滞ってしまいます。緊張していると頭がぼーっとしてきたり、手の指先が冷たくなったりするのは、末端まで血流が十分に行き届いていない証拠です。

血流というのは私たちの心身のコンディションにおいて非常に重要なものです。心臓がポンプとして血液を送り出していることは知られていますが、血管そのものも収縮して循環に一役買っています。

交感神経と副交感神経のバランスが整っていれば、血管の収縮と拡張が交互に行われて、血流はうまくコントロールされているのですが、交感神経が過剰になっていれば、血管が収縮した状態が続き、血流が悪くなります。

すると、体中の細胞に運ばれるべき必要な栄養素や酸素が行きわたらなくなってしまいます。この状態が長く続けば、病気や体の不調へとつながります。ひどい状態だと、梗塞《こうそく》を起こして血管が詰まってしまうこともあります。

血流が悪くなると、脳にも十分な栄養が届かず、集中して考えることができなくなります。判断力が鈍り、感情のコントロールもできなくなってしまいます。イライラしたり、ささいなことで怒りを感じてしまう人は、血流が悪くなっている可能性があります。

また、血流の低下は、腸内環境も悪化させます。腸内でつくられるセロトニン（幸せホルモン）が不足することで、メンタルの不調や「うつ」にも直結し、負のスパイラルに陥ってしまいます。ストレスを感じて自律神経が乱れ、血流が悪くなり、またさらにメンタルが不調になり、自律神経が乱れる……という悪循環が続くのです。

血流と腸内環境が悪化すると、免疫力も下がります。免疫力が下がって感染症にかかりやすくなれば、やはり自律神経がまた乱れ……と、これもまた百害あって一利なしです。

このように、自律神経の乱れは、心身に大きな影響を及ぼします。自律神経は血流、腸内環境、呼吸、代謝《たいしゃ》、免疫など、さまざまな体のライフラインを担っていることから、バランスが崩れることが不調に直結してしまうのです。ですから、いかにそのバランスを維持するかが鍵となります。

自律神経を乱れさせる最大の要因はストレスなので、好きな音楽を聴いたり、自然に接したり、部屋を片づけたりなど、ふだんの習慣に「メンタルケア」の要素を取り入れていくといいでしょう。

また、生活習慣によって乱れた自律神経を整えるためには、呼吸・運動・食事・睡眠といった要素を改善すると効果が上がります。

自律神経の状態をチェックする

交感神経と副交感神経のバランスは、一日の中で変動します。朝、起床する午前6時頃に交感神経が優位になり、昼の12時頃にピークを迎えます。それから夕方18時頃に副交感神経が優位になり、夜の0時頃のピークに向けて上がっていきます。

つまり、朝から夕方までの日中活動している時間帯はほどよく緊張し、夕方から夜にかけてのリラックスタイムにはゆったりと落ち着いて過ごすことが、私たちの心と体にとって最も適した状態ということです。私たちの体には、そのリズムが自然と刻まれているのです。

しかし、自律神経は目に見えるものではなく、無意識に働いているため、バランスが整っているかどうかは自分ではわかりにくいものです。どんな状態であるか知るためには、自分の心身の状態から判断するとよいでしょう。

自律神経のバランスのパターンを大きく4つに分けると、次のようになります。

①交感神経と副交感神経がともに高いレベルでバランスが取れている
②交感神経が高く、副交感神経が低い
③交感神経が低く、副交感神経が高い
④交感神経と副交感神経がともに低い

①は、心身ともにとても調子がいいパターンです。目覚めも良く、日中のパフォーマンスも高く、夜もぐっすり眠れる、という状態です。交感神経と副交感神経が適切なリズムで入れ替わり、高いレベルできちんと働いていることがわかります。

一方、②と③の場合、交感神経と副交感神経のバランスが悪いため、少し疲れやすい、なんとなく調子が悪い、といった自覚症状がある人が当てはまります。

特に②は、現代人に最も多いパターンです。ストレスや過労から交感神経が過剰になっている状態です。頑張りすぎな人に多いパターンともいえるでしょう。アクセルである交感神経が優位ということは、常に緊張していて興奮状態にあるということです。疲れやすさのほか、下痢や冷え性、不眠などの症状が現れる人もいます。

③のパターンは、ブレーキである副交感神経が過剰で、日中に交感神経が上がるべきときに上がらない状態です。昼間なのに眠い、やる気が出ない、といった自覚症状が考えられます。仕事のパフォーマンスも上がらず、日中の活動に支障が出る可能性があります。

④のパターンは、交感神経と副交感神経、どちらの働きも低いことから、安眠できず、日中も活力がわかず、常にだるい、といった状態です。体のどこかに不調があったり、メンタルにも影響が出ているかもしれません。

このように、自分の心身の状態から、自律神経のバランスが整っているか、それともバランスが崩れているか、推測することができます。

バランスが整っている①のパターンを目指すのが理想ではありますが、まずは自分自身の状況をきちんと認識することが大切です。生活習慣を見直すなど、できることから始めるとよいでしょう。

自律神経を乱す落とし穴

交感神経と副交感神経が高いレベルで働くこと、そしてそのバランスが大切である、とお伝えしてきましたが、残念なことに、自律神経の微妙なバランスは、さまざまな要因により、簡単に乱れてしまいます。むしろ、自律神経とは乱れるものである、と思っていたほうがいいかもしれません。

ちょっと夜更かしをしてしまったり、悩みやストレスを感じたりするようなことがあると、自律神経のバランスは崩れます。ある程度は自然とそのリズムが戻るように調整されるのですが、不規則な生活習慣などにより、なかなかバランスが整わない、ということもあります。

また、加齢によっても自律神経の働きは弱くなります。男性は30代、女性は40代になると、副交感神経の働きがガクンと下がることがわかっています。60代になると、自律神経の働きは20代の頃の約4分の1まで落ちてしまいます。自律神経のバランスが崩れることで、更年期障害や生活習慣病を招いたり、「うつ」などメンタルの不調へとつながってしまうこともあります。

生活習慣やストレス、加齢などは、わかりやすい要因ですが、実は、それ以外のささいなことも、自律神経のバランスを乱す原因になるのです。

たとえば、焦っているとき。

「あ、待ち合わせに遅れそう」とちょっと焦っただけで、交感神経が急激に高まり、自律神経のバランスが乱れます。交感神経が刺激され優位になると、呼吸は浅くなり、血流は乱れます。焦っているとき、緊張しているときに落ち着くために深呼吸をするのは、急激に高まった交感神経を抑えるために行っているのです。いつもギリギリの行動をしがちな人は、できるだけ時間に余裕を持って動くように日頃から心がけておくとよいでしょう。

また、自律神経は天候にも左右されます。

雨が降っているときに「なんだか気分が滅《め》入《い》るな」と感じることはありませんか。これは心が感じているだけでなく、実際に自律神経にも影響が出ているのです。低気圧により、交感神経と副交感神経の働きが落ちてしまうのです。

天候に左右されるなら、当然、季節によってもバランスは大きく変動します。

大づかみにいうと、気温が上がる夏は副交感神経が優位になりがちで、気温が下がる冬は交感神経が優位になりがちです。夏に香辛料を使ったものが食べたくなるのは、食欲増進のためだけでなく、交感神経を高めるのに適した食材だからです。逆に、冬は体が血管を収縮させ体温を上げようとするので、交感神経の働きが優位になり、温かく消化によいものを食べる機会が増えます。

また、季節の変わり目に体調を崩したり風邪をひいたりすることが多いのは、大きく変化する気温や気圧に自律神経が対応できないためです。体調不良からメンタル面に支障をきたすこともあるので、この時季は特に注意が必要です。

最近では、パソコンやインターネットなども、自律神経を乱す原因の一つとなっています。ＳＮＳやメールで常に人とつながっている状態は、それだけストレスにもなっているのです。

このように、自律神経は、毎日の何《なに》気《げ》ない行動や、季節によっても乱れてしまうほど繊細なものなのです。

副交感神経を支配する「迷走神経」

非常に繊細な自律神経のバランスを整えるためには、過剰になっている交感神経を抑えて、副交感神経の働きを活発にすることが重要です。そして、副交感神経の働きを高めるには、「迷走神経」を意識して生活をしてみるとよいでしょう。

迷走神経とは、自律神経の一つで、脳と心臓や胃、腸、血管などさまざまな臓器をつなぎ、伝達係のような役割を担っています。脳から臓器への指令を伝え、そして臓器の状態を脳に知らせているのです。

迷走神経は脳の延髄《えんずい》から目や耳、首まわりを通って、網の目のように全身に張り巡らされており、複雑な神経経路を形成していることから、「迷走」という名がつけられたといわれています。迷走、とは名前だけで、実際には脳と臓器を結ぶ直通道路のような働きをしています。

この迷走神経は、感覚や運動を伝える働きとともに、副交感神経を支配する力を持っています。

迷走神経が刺激されると副交感神経が優位になり、リラックス状態になります。血圧が下がり、消化管の運動が促されます。ストレスなどにより交感神経が優位で緊張状態にある現代人にとっては、迷走神経はとても重要な働きをしてくれるといえます。

ただし、あまりに強い刺激が加わると、自律神経のバランスが大きく乱れ、めまいがしたり意識を失ってしまうことがあります。この場合の強い刺激とは、長時間同じ姿勢でいたストレス、疲労、恐怖心や極度の緊張などです。

迷走神経の働きが過剰になり、血圧が下がりすぎて、血流が少なくなり、脳に十分な血液が回らなくなってしまうため、失神が起きてしまうというわけです。これを「血管迷走神経反射」といいます。

数年前、新型コロナウイルスのワクチン接種の会場で、失神してしまった人のことがニュースになっていたのを覚えていないでしょうか？　あれの原因の大半が血管迷走神経反射です。強いストレスによって引き起こされたものですが、10代の若い女性に多いといわれています。

高齢者の場合は、日常の動作が刺激になって、血管迷走神経反射が起こってしまうこともあります。食事や排せつ、入浴といったわずかな動作が刺激となってしまうのです。年齢が上がるほど自律神経の働きは低くなり、バランスが乱れやすくなるので、気をつけなければなりません。

ほとんどの血管迷走神経反射の場合、失神しても数分で回復します。後遺症もなく、健康上大きな問題にはなりません。しかし、失神した場合に頭をぶつけるといった事故が起こりうるので、ケガには注意が必要です。

迷走神経は脳と内臓をつなぐ道路のような役割をしていることから、内臓の働きにも影響されます。

たとえば、腸の働きが不調になると、その情報が腸管神経系から迷走神経を通って、脳へと伝わります。逆に、脳がストレスを感じると、それが迷走神経を通って、腸へと伝わることになります。緊張したときにお腹が痛くなった、という経験をしたことがあるでしょう。あれは、迷走神経を介したネットワークによって、脳が感じた負荷が腸に伝えられた結果です。

呼吸や血流にも迷走神経をはじめとする自律神経が深くかかわっています。そのほかにも、横隔膜の緊張によって起こる「しゃっくり」や、喉に異物が入ったときに起こる「せき」も迷走神経の働きによるものです。

迷走神経がきちんと働き、適切な情報のやり取りができているから、私たちの体は維持されているのです。

また、迷走神経はメンタルとも深いかかわりがあることがわかっています。うつ病の治療に、「迷走神経刺激療法」といって、電気刺激を迷走神経に与えることで、症状を緩和するというものも行われています。この治療は難治性のてんかんや自己免疫疾患の治療にも利用されており、研究が進めば、もっといろいろな病気の治療にも応用されていくかもしれません。

私たちの体は迷走神経をはじめとする、自律神経に支えられています。心身の健康のためにも、自律神経のバランスを整えることを意識し、日々の生活を見直してみることをおすすめします。

第2章

その不調、自律神経が原因かも

「なんとなく調子が悪い」原因

最近、なんだか疲れが取れない、体がだるいといった、「なんとなく調子が悪い」と訴える人が、とても多いです。ストレスの多い現代社会において、毎日はつらつと元気で、体調も絶好調、という人のほうが少ないのかもしれません。

特に原因がないのに、なんとなく体調が悪いことを「不定愁訴《ふていしゅうそ》」といいます。コロナ禍以降、この不定愁訴を訴える人が増えています。

疲れやだるさのほかにも、頭痛や肩こり、食欲不振、目の疲れ、むくみのほか、動《どう》悸《き》がする、息苦しさを感じるといったさまざまな症状があり、いくつか併発していることもあれば、日によって調子が悪いところが違う、という人もいます。

朝もすっきりと目が覚めず、夜もなかなか眠れないというパターンや、イライラする、気分が落ち込む、物事に集中できない、といったメンタル面の不調が現れることもあります。

そうした症状の裏には何らかの疾患《しっかん》が隠れている可能性もあるので、まずは医療機関できちんと診察を受けることが大切です。検査をして明らかに悪いところが見つかれば治療をすることもできますが、「なんとなく調子が悪い」という場合、原因がわからないことが多いです。

しかし、特に病気が見つからないから、放っておいていいというわけではありません。寝込むほどではないけれど、不快感がある症状が続いている、という状態は、非常に辛いものです。

この「なんとなく調子が悪い」ことの原因には、鉄分の不足や低血糖、ホルモンの変化などが挙げられます。さらに不規則な生活や心身のストレスにより、自律神経のバランスが崩れてしまったときに起きることから、いかに自律神経のバランスを整えるのかが、長引く体調不良を改善するためのキーポイントになるのです。

数年間にわたるコロナ禍により、私たちの自律神経はすっかり乱されてしまいました。新型コロナウイルスはパンデミックを引き起こし、多くの人の命を奪いました。さらに感染者への理不尽な差別や、身勝手な振る舞いをする人々への不満など、心を乱されるようなニュースもたくさんありました。多くの人が不安を感じ、感染症対策にも疲弊したことでしょう。社会情勢も不安定になる中で、心穏やかに過ごすことは大変困難なことでした。

人は、不安や緊張を感じると、交感神経が過剰に優位になり、副交感神経の働きが低くなります。そうして自律神経が乱れると、血流や腸内環境が悪化し、免疫力も下がり、さまざまな症状を引き起こします。それが、「なんとなく調子が悪い」の正体です。

常に不安と向き合わねばならなかったコロナ禍において、自律神経のバランスを高いレベルで保つことは難しいことでした。その後も社会不安やストレスによって、乱れた状態が続いている、ということは十分に考えられます。

私は長年にわたって「自律神経を乱さないようにすることが大切だ」と伝えてきましたが、もはや乱れていることが当たり前で、それをいかにリカバリーしていくかを考えねばならない状況になってしまいました。

本来の健康を取り戻すためにも、なるべくストレスを溜めないように日々の過ごし方を工夫し、食生活や運動習慣などを見直して、自律神経のバランスを整え直していきましょう。

起立性調節障害

朝、なかなか起きられない、布団から立ち上がろうとすると立ちくらみがする、めまいがする、という症状に悩まされる人がいます。小中学生、高校生など若い世代にも多い症状で、これは「起立性調節障害」と呼ばれるものです。

「朝起きられない」「めまい」「頭痛」「腹痛」「食欲不振」などさまざまな症状がありますが、これは、自律神経のバランスの乱れによって起きるものです。

第1章で、長時間同じ姿勢でいたり、大きなストレスを感じた場合に意識を失ってしまう、「血管迷走神経反射」について説明をしましたが、この血管迷走神経反射も、起立性調節障害の一種です。

起立性調節障害は子どもたちに多い症状のため、起きられないのは学校に行きたくないから仮病を使っているのではないか、サボり癖がついているのではないか、と疑われ、周りから「やる気がない子」というレッテルを貼られてしまうこともあり、誤解を受けやすいのが問題となっています。本人は決してやる気がないわけではなく、起きたくても起きられない、学校へ行けない、ということで、悩んでいる子も多いのです。

中高生というのは大人へと成長する途上であり、自律神経もまた発展途上の状態です。成長期という不安定さとともに、人間関係や進学などで悩む時期とも重なり、心身にストレスがかかることで、自律神経が大きく乱れてしまうのが原因です。

子どもは親に心配をかけたくないがために、つい無理をしてしまい、より症状を悪化させてしまうこともあるため、温かく見守ることが大事です。

思春期前後の子どもに発症しやすい起立性調節障害ですが、自律神経の乱れが原因となるため、大人でもなることがあります。

夜のあいだには副交感神経が優位に働いていて、朝になると交感神経に切り替わっていく、というのが理想の状態ですが、その調整がうまくいかないために起こることが多いのです。

そのため、午前中に症状が出やすく、朝起きたときや入浴時などに、めまいやだるさを感じたりします。出勤途中に動悸や息切れがする、肩こりや頭痛がする、という不快感に悩まされることもあります。

大人の場合はその症状にほかの病気が隠れていることもあるので、症状を感じたらまずは受診しましょう。

ストレスや生活習慣の乱れから自律神経のバランスが崩れるということを認識し、ストレスの度合いを把握しつつ、規則正しい生活を心がけるようにしてください。

原因不明の腰痛

腰痛は日本人の国民病ともいわれるほど、悩まされている人が非常に多いです。厚生労働省の国民生活基礎調査によると、日本人の10人に1人が腰痛を抱えているそうです。すさまじい数の人々が腰痛に苦しんでいると考えると、経済的な損失も計り知れません。

腰を痛めるような行動をしたわけでもなく、明らかに原因があるわけではないのに、なぜか腰が痛い。病院に行ってレントゲンを撮っても画像診断では何も見つからない、といった原因不明の腰痛に悩む人がかなり増えています。

加齢や外傷が原因なら対処のしようがありますが、原因がわからないとなると、とりあえず湿布を貼る、マッサージや整体、針治療に通うなどの対処をするしかありません。

こうした対症療法は、一時的には症状がやわらぎ改善したように感じますが、根本的な解決には至らず、長い期間にわたって腰痛と付き合っていくことになってしまいます。一向に治らない腰痛治療に、お金を使い続けるのは非常にもったいないです。

実は、こうした原因不明の腰痛の大半が、自律神経の乱れが原因で引き起こされたものなのです。

原因不明の腰痛に悩まされている人には、共通点があります。生活習慣が不規則で、人間関係などのストレスを抱えている、ということです。生活習慣の乱れとストレスは、自律神経の大敵です。自律神経のバランスの乱れが、腰痛という形になって現れているのです。腰痛のほかにも、頭痛や肩こり、便秘や冷え性などの症状も出ているかもしれません。

自律神経を整えることを意識した生活に変えてみると、慢性的な腰痛が改善される可能性があります。なかなか効果の出ないマッサージに時間とお金を費やす前に、ストレスの原因を取り除き、生活習慣を改善させることを考えてみましょう。

冷えは万病のもと

女性に多い「冷え性」。手足が冷たくて、寒《さむ》気《け》がしてゾクゾクする、といった症状を、体質だから仕方がない、と思ってはいませんか？

そもそも、「冷え性」とは何か。

「冷え性」とは、末梢血管の収縮によって起きる血流障害のことです。季節の変わり目やストレスが原因で自律神経が乱れたり、便秘によって血液の流れが悪くなることが原因といわれています。いわゆる手足の「冷え」は、ほとんどがこの「冷え性」です。

血流が悪くなると体温が下がり、全身の新陳代謝が滞《とどこお》ってしまいます。体は疲れやすくなり、肩こり、月経痛、不眠などの症状を引き起こすこともあります。また、免疫力も下がることから、風邪などの感染症やアレルギー、がんなども発症しやすくなってしまいます。「冷え」は健康の大敵といわれるのは、こうした重大な病気につながってしまう可能性があるからです。

「冷え性」は生まれつきの体質、と思っている人も、根本的な原因を探っていけば、実は運動不足や食生活など生活習慣が原因だったということが往々にしてあります。

体温は全身に血液が循環することで維持されますが、運動不足で血液を送る筋肉が弱まると、血流が悪くなり体温は下がってしまいます。女性はそもそも筋肉量が男性に比べると少ないため、女性に「冷え性」が多い理由の一つとなっています。

さらに、食事から摂取した糖を熱エネルギーに変えるときに使うミネラルやビタミンが不足していると、やはり熱を生むことができません。偏った食生活を送っていると、体が冷えてしまうのです。

また、女性だけでなく、男性でも加齢や運動不足により筋肉量が低下し、基礎代謝が落ちることで、「冷え性」になる人もいます。男性の場合は、手足の冷たさよりも、冷えからくる肩こりや腰痛などで気づくことが多いようです。

「冷え性」は、手足が冷たくて不快感がある、肩こりなどが辛い、というのが困った点に挙げられますが、「低体温症」になると事態はもっと深刻です。

「低体温症」は、深部体温が下がってしまっている状態のことです。人間では直腸温度が35℃以下の状態を指し、軽い場合はほとんど自覚症状がありません。

雪山での遭難などの事故のときに聞く「低体温症」ですが、実は雪山などの特殊な状況でのみ起こるものではなく、普通に屋内でも発生することがある危険なものです。持病のある人や体力が衰えている高齢者などが発症することが多いのですが、現代人は運動不足で不規則な生活を送っているため若い人も他人事ではありません。特に女性は無理なダイエットでミネラルやビタミンが不足するケースが多いので、注意が必要です。

体の「冷え」を解決するいちばんの方法は、体の中から温めることです。

39～40℃程度のぬるま湯にゆっくり浸《つ》かり、体の芯から温めましょう。毎日の入浴は、冷えを防止するのにとても大切な習慣です。40℃以上、42～43℃の熱い温度を好む人もいますが、医学的な観点からは避けたほうがよいです。交感神経を急激に刺激し自律神経が乱れてしまいますし、脱水症状を起こす可能性もあるからです。

また、体の内側から温めるために、できるだけ冷たい飲み物や食事を避けて、温かい飲み物や食事をとることを心がけてください。温かい飲み物や食事は胃腸の血流を促し、それだけで副交感神経を活性化させ、冷えを改善する効果があります。

さらに、温かい食べ物は腸の中まで温めてくれます。腸の冷えは腸内環境を悪化させ、便秘の原因になります。メンタルヘルス、幸福感にかかわるセロトニンなどの幸福物質の95％が腸粘膜から分泌されていることもわかっています。ですから、冷たい飲み物で腸が冷えると、幸福物質の分泌も下がってしまうのです。

夏でも体を冷やさないように意識して、生活するようにしましょう。生活習慣が改善されれば、厄介《やっかい》な「冷え性」から解放されるかもしれません。

肥満との関係

近年、メタボリックシンドロームで悩む人が増えています。健康診断で体重や体脂肪率の数値が引っかかり、指導を受けたことがある人もいることでしょう。

では、日本人は肥満になるほどたくさん食べるようになったのか？　というと、実はデータのうえでは、日本人の平均摂取カロリーは、食料不足だった戦後まもない頃と、ほとんど変わらないという統計結果が出ているのです。

今よりも肥満の人がずっと少なかった昔と摂取カロリーは変わらないのに、なぜ現在はデータと相反するような結果が出ているのでしょうか。生活習慣病、メタボリックシンドロームで頭を抱えている人が増加している問題は、摂取カロリーだけが原因ではないのです。

戦後まもない頃と現在、まず大きく変わったのは、交通事情でしょう。一般家庭にも車が普及し、交通インフラの整備などにより、徒歩よりも電車やバスを使う機会が増えました。その結果、日本人が運動不足になったというのは要因として考えられます。

しかし、専門医の立場から見ると、肥満の人が増えた大きな原因を占めるのは、運動不足よりも、ストレスからくる自律神経の乱れ＝腸内環境の悪化だろうと考えています。

実際、太っている人の自律神経を計測してみると、ほとんどの人が副交感神経だけでなく、自律神経全体のバランスが低下していることがわかっています。なかでも、交感神経が異常に優位で、副交感神経の働きが著しく低下してしまっている人が、計測の結果、かなりの数にのぼっているのです。

さらに、メタボの人、太っている人の自律神経はバランスが乱れているだけでなく、交感神経・副交感神経ともに働きが著しく低下しているパターンが最も多くなっています。

なぜ、太っている人は自律神経の働きが悪いのでしょうか。

その原因の一つが、「早食い」です。

「早食いは肥満のもと」といわれるように、実際に、太っている人はほとんどが早食いをしています。

なぜ「早食い」は太るのか。早食いをすると、脳の「満腹中枢」が察知する前に食べすぎてしまい、いわゆる「大食い」「ドカ食い」になってしまいます。

よくかむことなく、ほとんど飲み込むようにガツガツ食べると、交感神経が過剰に興奮して、副交感神経の働きが低下します。すると、腸が動かず消化・吸収が十分にできないため、余ったエネルギーがそのまま体脂肪になってしまうのです。

また、加齢によっても自律神経の働きは低下していくことから、歳を重ねれば重ねるほど、「早食い」の人に、肥満、メタボは多くなります。

ダイエットというと、手っ取り早く「断食」「食事の回数を減らす」という方法を取ろうとする人がいますが、これは逆効果です。

食事を抜くと腸が動かなくなり、自律神経のバランスが乱れ、かえって肥満体質を促進してしまうのです。食事を抜く→腸が動かなくなる→自律神経のバランスがますます低下という悪循環に陥ってしまいます。

そうすると、腸管の消化・吸収力が落ち、腸内環境が悪化。ドロドロの汚い血液しかつくれなくなり、全身の器官、細胞のエネルギー低下とともに内臓脂肪の蓄積を招いてしまうのです。

また、「〇〇〇抜き」「××××ばかり食べ」という極端な食事法、単一食品ダイエット法は避けたほうが無難です。

数年前からよく聞くようになった「炭水化物抜きダイエット」。医学的、自律神経の観点から見ると、決しておすすめすることができない危険な食べ方です。

美容の世界でも、「炭水化物を抜くと、いったんは痩せても、結局は脂肪が燃えない体になってしまって逆効果だ」といわれているように、筋肉量に対して体脂肪率が高く「リバウンドしやすい体質」になってしまうのです。

「炭水化物抜きダイエット」のもたらす体への深刻なダメージは、それだけではありません。炭水化物を抜くと、体の中で必要な栄養素を吸収するのに欠かせない「グリコーゲン」が不足し、それを補おうとするため肝臓に急激な負担がかかります。その状態が続けば最終的には慢性の肝炎のような状態にも陥ってしまう可能性があり、とても危険なのです。

「糖質制限ダイエット」というのもありますが、こちらはあくまでも糖尿病患者など血糖値が高い人向けの対症療法であり、通常の健康状態の人には不要なものです。必要な栄養素を完全にカットするのは、やはり体に負担がかかってしまい、悪影響を及ぼすのです。

肥満を防止するには、まずはよくかんでゆっくり食べること。これは、トータルカロリーや量の配分を工夫する以上に重要なことかもしれません。

そして、バランスの良い食事と適度な運動、良質な睡眠を取ること。それこそが、自律神経を整え、内臓の働きを高め、細胞の新陳代謝を高めてくれる、最適なダイエットであるといえます。

腸のトラブル

腸は、「第二の脳」ともいわれる大事な器官です。

体の中に取り入れた栄養素を吸収し、毒素を排出してくれる腸は、たんなる消化器官と思っている人もいるかもしれません。しかし、腸は脳の次に多くの神経細胞が存在し、脳からの指令がなくても状況を把握して、自分でものを考えて動くことができるのです。

たとえば、風邪や食あたりなどで下痢を起こす、ということがあります。腸は、細菌が持つ毒素を腸内で検知すると、腸管内の分泌液を過剰に放出し、筋肉を収縮させて、ぜんどう運動を起こして外に排出しようとします。こうして下痢が起こります。脳からの指令を介さずに腸が判断していることから、腸は「第二の脳」と呼ばれるのです。

さらに、腸と自律神経は密接にかかわっています。腸内環境をいい状態で保つことができれば、腸がしっかり動き、副交感神経の働きが格段に高まります。そして、自律神経のバランスが整えば、腸の働きも良くなり、腸内環境が改善する、というプラスの循環が生まれます。

逆に、腸内環境が悪くなると、消化・吸収の力がどんどん弱くなります。すると、極端にいえば、いい栄養素ではなく、毒素のほうが体に溜まってしまい、代謝が落ちて、血液もドロドロになって、自律神経も乱れてしまいます。

腸内環境の状態を確認するには、毎日自分の便を観察してみてください。

毎日、スルッと痛みなくバナナ便が出ていますか？　色は黄褐色でしょうか？　茶色や黒褐色だったり、硬くて大きな塊だったり、逆にコロコロ小さな粒だったりしたら、腸内環境が乱れている可能性があります。

また、便が水に沈んでいないかも確認してみましょう。水に浮けば、それは食物繊維がしっかりとれている証拠です。

便秘や下痢などが続いているのなら、体の不調のシグナルかもしれません。

自律神経にとっては、一日3食とることがベストです。それは、一日3食は、腸内環境を改善してくれる食べ方でもあるからです。

世の中には、運動不足、カロリー過多の現代社会においては「一日1食で十分」「一日2食で十分」など、いろいろな意見があります。しかし、あえて私が一日3食がベストだと述べているのは、「食事＝腸への刺激」という意味もあるからです。

腸というのは、なかなかユニークな臓器で、刺激が加わると動くという性質を持っています。便秘のときにマッサージで刺激を与えると、排便が促されることがあります。それと同じように、「食事」というのも、腸への刺激なのです。

長年、頑固な便秘に悩まされ、腸内環境が最悪だった人も、一日3食、特に朝食を大事にとるということを始めただけで、便秘が解消し、腸内環境も見違えるように改善されたというケースがたくさんあります。朝食は自律神経を「お休みモード」から「活動モード」に切り替える重要なスイッチの役割を持っているので、できるだけとるようにしていただきたいのです。

腸の働きを良くし、腸内環境を改善すれば、人生は劇的に変わります。

自律神経と免疫力の関係

私たちの体には、病気から体を守る「免疫」というシステムが備わっています。細菌やウイルスに感染することによって発症する病気、つまり感染症から体を守ってくれるのが免疫という機能です。

実は、自律神経と免疫には大きな相関関係があります。

免疫の中心を担っているのは、血液中の「白血球」という成分です。白血球には細菌など比較的大きめの異物を処理する「顆粒球」と、ウイルスなどの小さな異物を処理する「リンパ球」、また細胞質を豊富に持つ「単球」の3つがあります。

近年の研究によれば、交感神経が優位になると「顆粒球」が増え、副交感神経が優位になると「リンパ球」が増える特性があることがわかってきました。

つまり、自律神経のバランスが良いと白血球のバランスも良くなり、感染症の原因となる細菌やウイルスと戦ってくれる「顆粒球」と「リンパ球」の働きもアップし、免疫力が高まるというわけです。

新型コロナウイルスやインフルエンザといった感染症にかかりやすい人と、かかりにくい人がいるのは、この免疫力の高さに差があるためです。

免疫力が高ければ、体に侵入した細菌やウイルスをしっかり排除できるので発病しませんが、免疫力が低いと、体内に入った細菌やウイルスを排除できずに発病してしまうのです。

自律神経のバランスが乱れていると、白血球のバランスも崩れ、体全体の免疫力が低下してしまいます。

問題なのは、交感神経が過剰に優位なると、顆粒球が増えすぎて、たいして細菌＝異物がない状態なのに、健康維持に必要な「常在菌」まで殺してしまうことです。その結果、かえって免疫力が下がってしまいます。

では副交感神経が過剰ならいいのか、というと、こちらもまた大きな問題があります。副交感神経が優位になるとリンパ球が増えるので、基本的には抗原《こうげん》に対する反応が速くなり、ウイルスに感染しにくくなるのですが、リンパ球が増えすぎると、わずかな抗原にも過剰に反応してしまい「アレルギー」を起こす可能性があるのです。

やはり重要なのは、バランスです。免疫力を高めるという意味でも、交感神経と副交感神経のバランスが整っていることがキーポイントになるのです。

自律神経は、ストレス、偏った食事、睡眠不足など、わずかな刺激で左右されるものの、瞬時に影響が出るわけではありません。どんなにスタイルが良くても、お金があっても、病気になってしまっては台無しです。健康だからこそ、仕事でも遊びでも、やりたいことに思いきり向かっていけるのです。病気になる前に、まずは自律神経を整えて免疫力を高めておきましょう。

「食事」と「呼吸」の重要性

私は30年以上にわたり、自律神経について研究をしてきました。

そして、心と体の健康を保ち、パフォーマンスを上げるためには、自律神経の働きがきわめて重要であると確信を持つようになりました。

ポイントになるのは、交感神経と副交感神経のバランスです。そして、自律神経のバランスを整えるためには、人間のライフラインともいえる、「食事」と「呼吸」が大事なのです。

「食事」は、栄養を取り入れて生命活動を維持するだけでなく、自律神経のバランスを高いレベルで整えることができるものです。

朝、昼、夕、一日3回、規則正しく、バランスの良い食事を「おいしく」楽しんで食べることが、自律神経のバランスを安定させることにつながります。体に必要な栄養素やカロリーがただとれればいい、ということではないのです。

特に朝食は、すっきりとした一日のスタートを切るには重要です。食欲があまりないという人でも、バナナだけでもよいので食べるようにしましょう。朝食をとることで、腸が活発に動き、副交感神経の働きも上がります。

発酵食品や食物繊維なども、一日の食事の中で意識してとるように心がけてください。

そして、もう一つの鍵となる「呼吸」。

自律神経は内臓器官のすべて、とりわけ血管をコントロールしている重要度の高い神経ですが、人間の生命活動に欠かせない「呼吸」も、実は自律神経がコントロールしています。しかも呼吸は、自律神経＝血流の良し悪《あ》しに密接に関係しているのです。

内臓や血管の働きは自分の意思ではコントロールできませんが、呼吸の速い・遅いは、自分の意思でコントロールすることができます。

呼吸が速く浅くなると、自律神経が乱れ、血流が悪くなります。その結果、腸内環境が悪化するなど、体のさまざまな部分に影響が出ます。メンタルの不調につながることもあります。

逆に、ゆっくり深い呼吸は、自律神経を整え、血流を良くし、腸内の動きを良くして、メンタルを安定させてくれます。

緊張しているときに大きく深呼吸すると気持ちが落ち着くのは、交感神経が優位で興奮していた状態だったのが、呼吸をすることで副交感神経が優位になり、自律神経のバランスが安定したためです。

とはいえ、四六時中呼吸に意識を向けることは現実的ではありません。常に呼吸を意識するほどストイックになる必要はなく、朝起きたときや夜眠る前、さらに不安や恐怖に襲われそうになったときだけでも、ゆっくり深い呼吸を意識してみてください。そのちょっとしたことが、悪いサイクルから抜け出せる、大きな違いにつながります。

私たちが生きていくうえで必要不可欠な「食事」と「呼吸」。自律神経を整えるためにも、もっと意識を向けることが大切です。

「病は気から」も馬鹿にできない

２０２０年春に新型コロナウイルスが猛威を振るい始めた頃、外来診療を行っていると、「熱がある」「呼吸が苦しい」と訴える患者さんを多く見るようになりました。けれども、患者さんの熱を測ってみると平熱の36・5℃。呼吸もパルスオキシメータで動脈血液の酸素飽和度を測ると、99％とまったくの正常値なのです。

ウイルスに感染する前の段階で、メンタルに先に異常が出てしまっていたのです。「不安」や「恐怖」は、自律神経を乱します。特に、目に見えない未知のウイルスの流行という事態に対しては、これまで体験してきたことのない出来事でもあり、その恐怖心から多くの人が心の健康を損なってしまったと考えられます。

やみくもに恐怖心を抱いているだけでは自律神経が乱れ、免疫力が低下し、感染しやすい体となってしまうだけ。感染を恐れるあまり免疫力が低下するなど、本末転倒の状態ですが、仕方がありません。

ただでさえ、多忙な仕事、雇用への不安、老後の心配といったストレスが多い日本で、感染症の恐怖や社会情勢の悪化まで重なり、心の安定を維持することは難しいことでした。

コロナ禍から3年以上が経ち、一見今までの日常を取り戻しているかのように見えます。しかし、まだまだ「元通り」とはいかない状況であると思っています。3年は長いようで短いです。蓄積された心身の不調はそんなに簡単に解消されないのです。

以前よりも「なんとなく調子が悪い」という人も増えています。この章の最初にも書きましたが、頭痛や肩こり、疲れ、だるさなど、病院に行くほどではないけれど、ちょっと心身の調子が上がらない、なんだかやる気が出ない、という人がたくさんいます。

「病は気から」という言葉がありますが、まさにその通り。

体の調子が悪いから、原因を自分で調べようとインターネットで検索をして、不安になるような病名がずらっと並んでいるのを見て、「もしかしたらこの病気かもしれない」と、より不安になってしまい、本当にメンタルの病気になってしまう、ということも起こっています。

ただでさえ自律神経のバランスが崩れているのに、さらに自律神経を乱す原因をみすみすつくり出しています。この悪循環は、どこかで断ち切らねばなりません。

まずは冷静に、インターネット上の情報に頼りすぎず、自分の置かれている状況や、ストレスの度合いを把握して、気持ちを落ち着かせてください。深呼吸をする、整理整頓をする、食生活を見直す、といった、できることから始めて、負のスパイラルを終わらせましょう。

第3章

自律神経を整える行動習慣

「怒り」をコントロールする

ネガティブな思考やマイナスの感情は、自律神経を乱します。特に、「怒り」は自律神経のバランスをすぐに崩してしまう厄介な感情です。

自分はあまり怒りっぽいタイプではない、と思っている人でも、怒りをまったく感じない、ということはないはずです。並んでいたのに順番を抜かされてしまった、肩がぶつかって舌打ちされた、嫌なことを言われた、など、日常の中でイラッとしたりカッとなってしまう瞬間は誰にでもあります。

怒りとは、誰から見てもわかるくらい激怒することだけではなく、怒りを顔や態度に表さず、ぐっと押し殺して我慢することも含みます。怒りの程度にかかわらず、あなたが少しでも怒りを感じた瞬間に、自律神経は乱れるのです。

怒りを感じると、交感神経が一気に高まり、心拍数が増えて、血管が収縮し、血圧が上がります。急激な怒りを感じると、心臓がバクバクするような感覚に陥ることがありますが、これは実際に心拍数が増えているからです。そのほかにも、目が充血したり、顔が赤くなったり、額に汗をかいたりするといった症状が現れます。

血圧が上がって血流が悪くなると、細胞のすみずみまで血液が行きわたらず、胃腸の働きも悪くなります。その結果、腸内環境も悪化し、免疫力も低下してしまいます。また、急激な血圧の変化によって脳梗塞や脳出血、心臓発作を起こすこともあります。怒りっぽい人ほど心臓病のリスクが高いというデータもあることから、怒りは危険なものともいえるのです。

さらに、怒りという感情が厄介なのは、周囲にもそのマイナスの空気を伝染させてしまうことです。上司が怒れば、怒られた部下も気持ちが沈み、それを聞いていた周りの人も不快な気分になります。自律神経は周囲の環境に左右されやすいため、自分だけが気をつけていても、ままならないことが多々あります。

怒りは人間の自然な感情であり、日々の生活の中で怒りを完全になくすことはできません。怒りは自律神経を乱す原因になりますが、その感情によって真実に気づいたり、怒りが行動の原動力となったりすることもあります。自分の感情を受け入れて、いかに対処してコントロールするかを考えるほうが有益です。

一度乱れてしまった自律神経が元に戻るには、3時間ほどかかります。一瞬の怒りがその後のパフォーマンスを下げ、健康を損なってしまう可能性があるのです。大事なのは、小さな怒りを感じても大きな怒りに結びつけず、小さな怒りのうちに解消することです。

まずは、深呼吸をしましょう。大きく息を吸い込んで、呼吸を整えれば、交感神経が落ち着き、イライラした気持ちが抑えられます。

上を向くことも効果があります。上を向けば、空気を吸いやすい体勢になり、自然と酸素を多く取り込むことができます。怒りの感情だけでなく、マイナスの感情や思考も落ち着きます。

ほかに、手首を軽くトントンと叩《たた》くという方法もあります。手首には副交感神経を活発にするツボがあるので、手の甲側の手首を、もう一方の手の薬指と中指でリズミカルにタッピングしてみてください。

しかし、呼吸を意識したりツボを刺激したりするだけでは、怒りが収まらないこともあるかもしれません。そんなときに私がおすすめしているのは、「階段を1階分、上り下りする」という方法です。

ゆっくりとテンポよく、上り下りするのがコツです。激しく上り下りすると交感神経が刺激されて興奮してしまうので、ゆっくり行うのがポイントです。リズミカルな動作を繰り返すことで、副交感神経が高まります。気持ちが落ち着き、怒りを抑えることができるはずです。

人に注意しなければならないときは、気持ちを落ち着けてから、ゆっくりと話しましょう。早口でしゃべると呼吸が浅くなり、それだけで交感神経が活発になってしまいます。また、ミスを叱責《しっせき》するのではなく、相手を勇気づける言葉がけを意識してください。注意をされたほうも冷静に事実を受け入れられ、周囲も不快な気持ちになりません。

コミュニケーションを円滑にし、自律神経を整えるためにも、怒りの気持ちをコントロールするように努めましょう。

「人間関係」を整理する

人は生きていくうえで、他人とまったくかかわらずに生きていくことは不可能です。コミュニティの一員として活動している以上、日々起こるさまざまな出来事や、人間関係の壁にぶつかり、ストレスを感じることもあるでしょう。

すべてのストレスのうち、人間関係のストレスが9割を占めるといわれています。最近ではリアルな人間関係だけでなく、SNSでの人間関係に悩む人も増えています。

SNSで人間関係が広がった結果、他人と自分を比較してしまい、ストレスを感じてしまうことが多くなっているのです。SNSにはコミュニティづくりや自己表現、孤独感の解消などプラスの効果もあるのですが、人と比べることで劣等感が刺激され、かえって不安感や孤独感を強めてしまうといったマイナスの影響のほうが大きいと私は思っています。

自律神経を整えるためには、ＳＮＳを含め、「人間関係」をできるだけすっきり整理することが重要です。

その人間関係が、自分にとって何かの役に立っているのか、プラスの影響があるのか、よく吟味してみてください。付き合っていても無意味だと感じたり、むしろ自分にとって悪影響を及ぼすと思うなら、思い切って整理してしまいましょう。

友人や知人の人数が多ければ多いほどいい、人脈は広いほうが安心できる、と思ってはいませんか？　だらだら惰性で人間関係を続けているのなら、たくさんの人とつながっていても無意味です。本当に大事な人との関係を大切に育み、楽しむほうが、はるかに豊かな人生を送れるはずです。

自分にとってプラスにならない関係なら、なるべく角が立たないように、少しずつフェードアウトしていくようにしましょう。

とはいえ、なかなか簡単には整理できない人間関係もあります。

たとえば、仕事がらみの人間関係は、自分の意思や都合だけで整理することは難しいものです。その場合は、人間関係を整理する前に、ストレスの残り1割を占めている「環境」を整理することを考えてみてください。

自分の周囲のものを片づけて環境を整理すれば、9割の人間関係のストレスもおのずと減っていきます。不要なものを処分して環境がすっきりすることで、迷いはなくなります。片づけに着手するのは面倒くさいと思うかもしれませんが、ストレスなく手をつけられそうなところから始めてみてください。片づけに集中しているうちに、余計なストレスも消えていくはずです。

環境が整えば、自律神経が高いレベルで整っているスマートで素敵な人たちが、周りに集まってくるようになり、人間関係のストレスも減っていきます。自律神経も整い、好調を維持できるようになることでしょう。

やることを書き出し「見える化」する

毎日忙しく過ごしていると、仕事やプライベートでやるべきことがどんどん溜まっていき、「あれをやらなきゃ」「これもやらなきゃ」と常に時間に追われているような感覚になることはないでしょうか。処理すべき作業が山積みの状態では、自律神経も乱れてしまい、パフォーマンスも落ちてしまいます。

抱えているタスクの量が多くなればなるほど、すべてのタスクを頭の中で整理しておくのは難しくなっていきます。日々増えていく仕事を整理するのにおすすめなのが、やるべきことをすべて書き出して「見える化」することです。

ポイントは、「長期」「中期」「短期」とカテゴリを分別して、その締め切り＝日付も書き入れることです。

長期は1年〜半年、中期が1カ月、短期は1週間、と分別します。やるべきことの優先順位がはっきりとわかり、その日の作業を整理することができます。

自分が今何をやらなければならないのか、どのくらいのタスクが残っているのか、目で見て判断ができるので、頭の中もすっきりします。

やるべきことをチェックし、順番に片づけていけば、おのずと仕事に追われることはなくなります。落ち着いた気持ちで一日を過ごすことができ、自律神経も整い、仕事の質量ともに自然と高まっていくのがわかるはずです。

手帳やカレンダーなどに書き入れて「見える化」するのが一般的な方法ですが、ホワイトボードを利用したり、付箋に書き込んで貼るなど、さまざまな方法があります。自分に合った方法で、整理をしてみてください。

また、やるべき仕事を整理するだけでなく、ストレスなどの問題を整理してランク付けするのもおすすめです。ストレスの度合いによって、「小」「中」「大」「特大」とランクをつけて区分けして、書き出していきます。

書き出すことで、自分が抱えている問題を視覚的に把握し、俯瞰《ふかん》して捉えることができます。書き出してみたら、「特大」だと思っていたストレスも、案外そこまで思い悩むようなものではなかったかも、と思えることが多いものです。ストレスを回避する方法を考えて実践することもできますし、逃げられない問題にも冷静に取り組むことができるようになります。たとえそのときに解決法が見つからなかったとしても、書き出したことで不思議とすっきりとした気分になるのです。

一日の終わりに3行くらいの短い日記をつけるのも、自律神経のバランスを安定させるのに効果的な方法です。日記というのは、その日一日を整理し、心の中をシンプルに片づけることができるもの。文字にして書き出す行為が、心のデトックスになります。ただし、その日の反省点のみを書くやり方だと、暗い気持ちを引きずってしまい、ストレスが大きくなってしまいます。モチベーションを維持するためにも、ポジティブなことを書くのが理想です。日記の最後には感謝の気持ちを書き入れるようにしましょう。

心を片づけて、自律神経が整えば、すっきりとした気持ちで明日へと向かっていけるはずです。

毎朝のルーティーン

気持ちよく一日のスタートを切るためには、朝の時間の使い方が重要になります。自律神経に良い毎朝のルーティーンをご紹介するので、参考にしてみてください。

朝起きたら軽くうがいをし、その後にコップ１杯の常温の水を飲むようにしましょう。冷たい水でも問題ありませんが、常温や白湯《さゆ》にすると体も温まります。

人間の体の約60％は水分でできています。水は生命を維持するのに欠かせないものであると同時に、自律神経のバランスにも深くかかわっています。「水を飲む」という行為が、胃腸の神経を適度に刺激し、副交感神経の働きを高めるのです。

朝、水を飲むときのポイントは、「一気に」飲むことです。勢いよく飲んだほうが腸への刺激が起こりやすくなり、腸のぜんどう運動のスイッチが入ります。これを「胃結腸反射」といいます。ぜんどう運動が活発になると、スムーズな排便につながります。朝だけでなく、1日1・5～2Lの水をこまめに飲むのも、自律神経にとって良い習慣です。

また、朝起きてから意識したいのは、カーテンを開けて、太陽を浴びることです。朝、しっかり太陽の光を浴びなければ、副交感神経と交感神経の切り替えがスムーズにいかず、自律神経のバランスが整いません。幸せホルモンであるセロトニンの分泌や、ずれてしまった体内時計を調節するためにも、太陽を浴びることを意識してください。

毎朝、体重計に乗って、自分の体重を把握するというのも、とても大事なことです。暴飲暴食をするとその結果はすぐに体重に反映されます。1～2日のあいだに以前より3kgも4kgも増えているようなことがあれば、自律神経を乱すような間違った食べ方をしていた、とわかります。

その変化を知るためにも、毎日測ることが重要なのです。できれば、朝、晩の一日２回、体重計に乗るのがおすすめです。２回測ることで、その日の腸内環境のコンディションをより細かくチェックすることができるからです。

腸内環境が整っていれば、一日の食事により、晩には朝より１kgほど増えているはずです。そして、夜寝ているあいだにエネルギーが消費されるので、翌朝には前日の晩の体重から１kgほど減っています。このサイクルが順調に回っていれば、腸内環境が整っているか、崩れているかを判断することができます。

ただし、あまり体重を気にしすぎるのも良くありません。前日よりも太ってしまったと気に病《や》むあまり、ストレスによって逆に自律神経を乱してしまうからです。自分のベスト体重から、プラスマイナス２kgを目安に管理するとよいでしょう。

体重と同時に、毎日自分の心身の状態をセルフチェックできる方法が、「尿」と「便」のチェックです。尿と便は健康状態を見る指標となるので、毎日観察し確認することで、病気の早期発見にもつながります。「いつもと違う」というわずかな兆候を見逃さないよう、注意深く観察してください。

毎朝起きてから出勤するまでの時間におすすめなのが、軽い運動です。運動といっても散歩程度のもので問題ありません。歩くことで血流が良くなれば、腸の活動も活発になり、免疫力も上がります。

簡単なストレッチや、スクワットをしてもよいでしょう。スクワットは正しいフォームで行えば、腹筋や骨盤底筋群も鍛えられます。

そして、朝のルーティーンで最も重要なのが、「朝食」です。食べ物が胃に入ることで腸を刺激し、ぜんどう運動も活発になり、夜のあいだに消化吸収した老廃物をスムーズに排出することができます。自律神経を整えるためには、朝食は欠かせません。

自律神経に良い朝のルーティーンをご紹介しましたが、これを必ずやらなければならない、ということではありません。「毎朝の習慣は絶対に守らなければ」とルールに縛られすぎてしまうと、かえってストレスになってしまいます。自分に合ったルーティーンで、心身にとって良いサイクルをつくってみましょう。頑張りすぎないことが、習慣化への第一歩であると心得てください。

自律神経のリズムに合わせた食事のバランス

私たち人間の体には、定期的な周期で新陳代謝やホルモン分泌などがスムーズに行われる機能が備わっています。いわゆる「体内時計」といわれるものですが、実は、体内時計は、24時間より少し長いことがわかっています。自転周期と微妙にずれているということです。

このわずかなずれが、不規則な睡眠や乱れた食生活によって、さらにずれてしまうと、自律神経は乱れ、ホルモンの分泌などが不調になり、体調を崩してしまいます。体のサイクルを正常な状態で保つことは、とても大切なことなのです。

近年、細胞の中に「時計遺伝子」が発見され、私たち人間の体内時計を管理していることがわかってきました。この時計遺伝子は、ホルモンの分泌を正しく促すだけではなく、自律神経を整え、免疫機能を正常に保つという私たちの健康を維持するうえで重要な役割も担っています。

時計遺伝子を正しく働かせるためには、「太陽の光」と「朝食」が鍵となります。

太陽の光を浴びることによって、時計遺伝子に刺激が伝わり、体内時計が24時間周期にリセットされます。

そして、朝食をとることによって、時計遺伝子を活性化させることができます。

最新の時間栄養学によると、「時計遺伝子を活性化させる朝食とは、（前の晩からの）絶食した時間・量・質に比例する」というデータがあります。つまり、夕食を早めに済ませて、何も食べない時間をできるだけ長くして、朝食は質の良いものをバランスよく食べる、ということです。

朝食は、腸の動きを活発にするだけでなく、時計遺伝子を正常に働かせるという意味でも、欠かせないものなのです。

自律神経を整えるためには、朝食だけでなく、昼食、夕食もバランスを考えてとる必要があります。

朝、昼、夕の量の配分の理想は、朝４：昼２：夕４。それがきつかったら、朝４：昼３：夕３。あるいは、朝３：昼３：夕４をおすすめします。やはり重要なのは朝食です。

ヨーロッパの格言に、「朝は王様のように、昼は貴族のように、夜は貧者のように食べよ」という言葉がありますが、食事のバランスとしては理にかなっているといえます。

昼食は自律神経の急激な変化を避けるために、できるだけゆっくり食べるか、時間がなければ、量を少なめにする工夫をしましょう。

夜は副交感神経が優位に切り替わっていく時間です。副交感神経が高まると、心身はリラックス状態になりますが、逆に胃腸の働きは活発になります。消化・吸収が盛んに行われるので、夕食には栄養価の高いタンパク質や野菜をしっかりとるとよいでしょう。

毎食、食べる前に水を飲むのも習慣にしてください。水を飲むことで、「胃結腸反射」が起きるので、胃腸が動き出し、副交感神経が活性化します。消化・吸収も良くなり、腸内環境も改善され、副交感神経の働きも上がり、血流がアップします。

さらに、食べる順番も意識するようにしましょう。できれば「野菜料理」から食べ始めるようにするとよいです。野菜は飲み込むまでにかむ回数が多いので、自然にゆつくり食べることができ、早食いを防止できます。また、野菜料理は比較的カロリーや糖質が低いので、血糖値の急上昇も抑えられます。肥満防止という面からも、野菜から食べ始めて、次は肉や魚料理、という順番をおすすめします。

すべての食事は、ひと口ずつ、よくかんで味わってから飲み込むことを意識してください。ゆっくりした咀嚼《そしゃく》のリズムが、副交感神経の働きを活性化させ、自律神経のバランスを整えてくれます。

腸活で腸内環境を改善する

腸の働きを活性化させ、腸内環境を最適な状態に保つことが、自律神経のバランスを整える最大の秘訣です。そして、腸内環境の鍵を握っているのは、腸内細菌です。

腸内には、２００種類以上、約40兆個もの腸内細菌がすみついており、これを「腸内フローラ」といいます。

腸内細菌は、善玉菌、悪玉菌、そしてどちらか強いほうに加勢する日和見菌《ひよりみ》、という区分けがされており、顕微鏡をのぞくと腸内にまるで花畑のように広がって見えることから、フローラ（花畑）の名がつけられました。

腸内環境は、この腸内フローラのバランスが重要になります。

日和見菌は、腸の状態によって善にも悪にも転じることから、ストレスや不規則な食事、睡眠不足などによって、悪玉菌が優勢になってしまうことがあります。そうなると、腸内環境は悪化し、自律神経のバランスも崩れてしまいます。

善玉菌を優勢にするためには、食事の内容を意識しなければなりません。

まずとりたいのが、「発酵食品」です。

ヨーグルト、みそ、しょうゆ、納豆、チーズ、ぬか漬け、キムチなど、発酵食品にはいろいろなものがあります。乳酸菌、麹菌、納豆菌、酵母などさまざまな種類がありますが、どれを食べても腸内の善玉菌が活性化し、悪玉菌を抑制してくれます。

食べ続けることで、腸内環境そのものを整えてくれることから、発酵食品はできるだけ毎日食べるようにしましょう。

より手っ取り早く善玉菌を増やすには、発酵食品の中でも、腸内で善玉菌に変わってくれる乳酸菌やビフィズス菌などの生菌《せいきん》をとるのがおすすめです。それらの菌を添加したヨーグルトを食べるとよいでしょう。ただし、その人の腸内環境によって合う菌が異なるので、いろいろな種類のヨーグルトを試して、自分に合ったものを見つけてみてください。

次にぜひとっていただきたいものは、「食物繊維」が豊富な食品です。

発酵食品で善玉菌を食事に取り入れたら、その善玉菌を腸内で育てることが次に重要になりますが、食物繊維が菌のエサになるのです。

善玉菌の増殖に効果的なのは、「水溶性」の食物繊維です。キウイフルーツやパパイヤなどの果物、わかめや昆布などの海藻類、大麦などに多く含まれています。また、食物繊維は、腸の中で老廃物、食べカスをくっつけながら、便の主材料になり、腸を掃除する役割も持っています。一日の摂取量は「男性21g以上、女性18g以上」が基準といわれていますが、現代人は明らかに足りていません。食物繊維を多く含む、いも類、野菜、果物、きのこ類、海藻類、豆類、穀類は積極的にとるようにしましょう。

腸活では食事の内容が重要ですが、それを食べるときも意識してもらいたいことがあります。それが、「ゆっくり、よくかんで食べる」ということです。よくかむことで、表情筋がゆるんで、副交感神経の働きが高まります。

コロナ禍でマスク生活が長くなったことで、顔や口の動きが少なくなり、表情筋や口まわりの筋肉が衰えてしまうという弊害がありました。表情をうまくつくれない、活舌《かつぜつ》が悪くなる、よだれが垂れやすくなってしまう、などの症状が現れた人もいます。

よくかむことにより、顔や口まわりの筋肉を鍛えることもできるので、食事の際は咀嚼回数をできるだけ増やすように意識を向けてください。

最近の研究では、「かむ」ことは、消化・吸収を助けるだけでなく、身体のさまざまな部位に影響を与えることがわかってきています。

自律神経と切っても切れない関係である「かむ」という行為、そして、歯についての話は、次の第4章以降に毛利先生が詳しく説明してくださっています。

第4章

みんなが知らない歯のお話

実はすごい！　歯の役割とその成り立ち

続いて、私（毛利）が、歯についての基礎的なお話から述べさせていただきます。

歯にはたくさんの役割があります。食べ物をしっかりかみ砕き、栄養の吸収を助けるとともに胃腸への負担をやわらげます。それから、歯ざわりやかみごたえなどの感覚によって味覚を助け、食事の楽しさを広げます。さらには食物に紛《まぎ》れる異物などを察知し、体内に取り込まれることも防ぎます。

また、発音をサポートし、良い歯並びやかみ合わせは顎《あご》の骨の成長を正しく促す役割もあります。

スポーツにおいては、奥歯をかみしめることで全身の筋肉のバランスが整い、筋力を増大させ、瞬発力を発揮させます。食べ物をよくかむことは消化を助けるだけでなく、脳の血流を増加させ、脳内ホルモンの分泌を促し、記憶力の向上、ストレス・不快感の軽減、幸福感の増加をもたらすのです。

そして、歯は笑顔や表情の一部であり、美しい歯は人々の印象を良くし、自信をもたらします。白く健康的な歯は、人々があなたに対して良い印象を抱く手助けとなります。

もし、歯がなければどうなるでしょうか？ 食物をかみ砕くことができないゆえ、胃や腸などの消化器官への負担が増え、栄養をきちんと吸収できなくなり、味覚を楽しめず、発音も正しく行えなくなるでしょう。咀嚼が十分に行われないので、脳の血流は低下し、脳内ホルモン（気分や体調を調整する物質）の分泌も低下します。

歯がない状態では、しっかりとかめず、今までに比べてかむ回数が減少します。これにより口まわりの筋肉が使われなくなり、筋力は自然に低下していきます。特に、頬の筋肉が低下すると、頬の位置が下がって老け顔に見えるようになるのです。また、歯を失った部分の骨は吸収され、歯茎が痩せることでしわが集まりやすくなります。

つまり、歯が正しく機能しなければ、私たちは豊かな生活を送れません。生きるためには食べなければならず、食べるという行動が十分に行われなければ、生命を維持することが困難になるのです。

また、歯は歯そのものだけで機能しているのではなく、歯の周りにある組織（歯周組織）、舌、顎関節《がくかんせつ》、唾液、唇、口蓋《こうがい》などと連動して初めて正常に機能します。

口は非常に繊細で、味覚や異物察知だけでなく、熱や硬さにも対応する器官として、私たちの生活や生命を維持するうえで重要な存在です。日常では、食べる、飲む、話すなど、歯がかかわる基本的な動作について意識することはあまりないと思われますが、生活や生命を維持するうえでは、歯も欠かせない存在なのです。

歯の喪失が原因で、自分の容姿や発音に自信を失ったり、食事の場でのコミュニケーションが難しくなったりすることで、人間関係が希薄になり、社会的な孤立につながることがあります。これは、心身の健康に悪影響を及ぼすだけでなく、介護や健康状態の悪化にもつながるリスクがあります。

歯の種類は、大きく「切歯《せっし》」「犬歯《けんし》」「臼歯《きゅうし》」に分かれます。切歯には、最も中心に位置する「中切歯」とその隣の「側切歯」があり、側切歯の隣に犬歯があります。犬歯は中切歯から数えて3番目の歯です。

犬歯から後ろに、第一小臼歯・第二小臼歯・第一大臼歯・第二大臼歯・第三大臼歯（親知らず）と続きます。切歯とは、その名の通り食べ物をかみ切る役割をします。

そして、犬歯は引き裂く働き、臼歯はすり潰す働きがあります。

切歯、犬歯、臼歯は、それぞれがお互いの弱点を補い合う関係にあります。

切歯はかみ切る能力は高いのですが、すり潰すのは苦手です。また、横方向の力にも弱いので、犬歯ほど引き裂く力は強くありません。

臼歯は切歯、犬歯のようにかみ切ったり引き裂いたりするには位置的に難しく、切歯と犬歯がないと、すり潰す効率が悪くなります。

基本的に歯は垂直方向に対して強いのですが、水平方向からの力には弱く、もし、臼歯がなければ、切歯、犬歯はどんどん前に向かって傾いてしまいます。

つまり、奥歯の支えがないままに前歯だけでかんでいると、出っ歯になるということです。前歯と奥歯はお互いを補い合う関係にあり、それぞれの歯には、機能的な役割が与えられているのです。

犬歯が持っている重要な機能

「犬歯」は、ご存じのように、先が尖《とが》っている独特の形をした前歯です。その名からイメージできる通り、人間が動物から進化していった名残《なごり》で、本来は獲物にかみついて切り裂く牙だった歯ですが、重大な役割があります。それは「奥歯を守る」役割を果たしているということです。

上下の歯をカチッとかみ合わせてみてください。かみ合わせたまま下顎を左右どちらか一方に動かしてみましょう。正常なかみ合わせでは、〝上下の犬歯だけがかみ合って、ほかの臼歯・前歯は浮いて離れている〟のが理想的です。これは、「奥歯が苦手とする、横方向からの力が過剰にかからないように負担を減らすため」に、人間が進化の過程で獲得した素晴らしいメカニズムです。

奥歯は食物を粉砕し、すり潰す機能に長《た》けていて縦方向のかむ力にはとても強いのですが、横方向からの揺さぶられる力には弱いのです。たとえるなら、釘《くぎ》を金槌《かなづち》で叩く際、真上から叩けば釘は曲がりませんが、横から叩けば、いとも簡単に曲がります。これと同じで、かむ力が奥歯に横方向の力をかけてしまうと、歯の一部に力が集まりすぎてしまい、動揺・知覚過敏・咬合《こうごう》痛・歯の破折などを引き起こしてしまう要因となります。

そこで、奥歯に横方向からの力が強く加わる前に犬歯が支え、誘導することで、奥歯を守っているのです。そのために、犬歯の歯根はすべての歯の中でいちばん太くて長く、頑丈にできています。

長く先が尖った形をしているのも、かつて牙だった名残だけではなく、下顎の動きを広範囲に支える役割を担うためでしょう。歯の形にはそれぞれに意味があり、しかるべき役割が与えられているのです。

この犬歯が、奥歯を守るために果たすメカニズムを「犬歯誘導」と呼びます。ちなみに、下顎を前方に動かしたとき、上下の前歯が支えて奥歯を守ることを「前方誘導」といいます。

奥歯に問題がある人はこの犬歯誘導がうまく機能していないことが多く、若い頃は犬歯の形が保たれていたのに、すり減ることでだんだん支えることができなくなり、少しずつ奥歯の負担が大きくなり、これが歯周病を引き起こすことがあります。

奥歯を正しく機能させるためには、前歯を正しく機能させることが重要というわけです。犬歯の並びが悪かったり、歯科治療で前歯の状態が大幅に変更されていたりすると、犬歯の支えを失ってしまい、奥歯だけを治療しても改善しない可能性が高くなります。

歯が本来持つ機能とそれぞれの役割を知っていただければ何より幸いです。

かみ合わせって何？

歯科ではかみ合わせのことを「咬合」と呼びます。上下の歯の位置関係、接触状態を考察する際に用いる用語です。

上顎は頭蓋骨に固定されていて、下顎は主に複数の筋肉によって頭蓋骨から釣り下がっています。これらの筋肉が収縮（ちぢむ）あるいは弛緩（のびる）することで、両耳の手前にある顎関節を中心に動きます。この動きには、歯、筋肉、顎関節および中枢神経系が関与するため、そのうちのいずれか一つにでも問題が生ずると、咬合（かみ合わせ）そのものに問題が生じます。

理想的な咬合（正しいかみ合わせ）では上の歯１本に対して下の歯２本がかみ合っています。たとえば、上顎の第一小臼歯（４番目の歯）に対して、下顎の第一小臼歯（４番目の歯）と第二小臼歯（５番目の歯）がかみ合っています（１歯対２歯咬合）。ただし、理想的なかみ合わせでなくても、日常生活に支障がなければ問題はありません。歯を支える周りの組織や顎関節に異常がないのであれば、各個人の持つかみ合わせを尊重すればよいのです。

良いかみ合わせとは、見た目だけで判断するのではなく、各個人の持つ咬合の機能を満たし、関連する組織に対して悪い影響を及ぼさないことを指します。かみ合わせの良し悪しは見た目だけで判断してはいけないということです。

固定された上顎に対して、下顎が動くことを下顎運動といいます。この下顎運動《かがくうんどう》の動きも各個人ごとに傾向があり、食べ物を咀嚼するときの動きは人によって異なります。上下の歯をほぼ垂直に当てながらかむ場合や、下顎が横斜めに動き、各歯の形態に誘導されながらかむ場合、下顎は横斜めに動くけれど、閉じながら垂直方向に切り替わりかむ場合などもあります。

人には誰にでもかみ癖のようなものがあって、歯はその影響を受けながらゆっくりとすり減るのです。

かみ合わせが悪い状態では、次のようなリスクがあります。

①咀嚼がうまくできない

正しい咬合ではない場合、食べ物を左右バランスよくかむことが難しいことがあります。咬合力（かむ力）がうまく働かず、よくかまずに飲み込むことになるため、胃腸への悪影響のリスクがあります。

②歯を傷めたり破損したりするリスク

バランスの悪い咬合は一部の歯に過度な力が加わり、その結果歯が割れたり折れたりするリスクがあります。

③顎関節症のリスクが上がる

咬合のずれによって顎関節に余計な力がかかると、顎関節症を発症する可能性があります。これにより、開口障害や頭痛を誘発するリスクが上がります。

④歯の摩耗（咬耗《こうもう》）が偏ってしまう

歯の一部だけが強く接触するような咬合の場合、その部分だけ摩耗が早まり、かみ合わせ全体のバランスが崩れ、該当する歯の寿命を短くする可能性があります。

⑤歯周病のリスク

歯並びが乱れていたり重なっていたりすると、歯ブラシやデンタルフロス（糸ようじ）の使用が困難となり歯周病のリスクを高めます。さらには、かむ力が均等に分散されないことで、強い力を受け続けてしまう歯の周りの組織が破壊され、歯周病をさらに加速させるリスクがあります。

⑥顔のシルエットや容貌への影響

食事の際に片側でばかりかんでいると、少しずつ口の周囲や顔の表情をつくる筋肉に影響が出て、顔が左右非対称になる場合があります。

また、かみ合わせの改善方法としては、次のようなものがあります。

①歯の削合による高さの調整

歯の高さの違いによって咬合が乱れている場合は、歯の高い部分や不要な部分を削って、かみ合わせを良くします。ただし、明らかに問題がある場合のみの方法であり、むやみに行う方法ではありません。

②補綴物《ほてつぶつ》（詰め物・被せ物）の調整

詰め物や被せ物が正しくかみ合っていない場合、これらを削合したり、新しくつくり直したりして正しい状態にする方法です。

③歯列矯正
歯の位置が悪いために咬合が乱れている場合は、歯を動かしてきれいな歯列に整えるための矯正治療を行います。不正咬合の状態によっては歯に矯正装置をつける前に必要に応じて抜歯を行うこともあり、数年の治療期間がかかる場合もあります。

④外科手術
手術によって顎の骨を一部切除することでかみ合わせを良くする方法です。骨格に問題があるなど、一般的な方法では解決できない場合に行います。

かみ合わせの調整は、患者さんの症状やかみ合わせが乱れている原因によって、どの方法が最適なのかが変わってきます。正しいかみ合わせを得ることは、歯だけでなく全身の健康や生活の質の向上にもつながります。
かみ合わせの改善を行う場合、注意しなければならないのは、上下の歯の接触関係や下顎の動きを医学的に改善しようとも、その改善案が本人に必ずしも当てはまるとは限らないことです。どんな治療にもリスクが伴うので、治療に伴うリスクを考慮し、効果を検証しながら、できるだけ可逆的な治療から始めることが大切です。

歯の治療がもたらす恐ろしい未来

歯が痛くなって歯医者さんに行く。これは誰にでも起こり得ることです。痛みや不安を取り除くために、いわれた通りに治療を受けて、改善を図るということは至極当たり前のことですが、実は大きな落とし穴があります。

結論からいいましょう。

「歯を治療すればするほど、その歯を失う確率が上がっていく」

驚くかもしれませんが、これが事実です。大げさだという意見もあるかもしれませんが、これは約30年の臨床経験から確信を得た見解です。その仕組みをお伝えしましょう。

虫歯になって痛くなると、その虫歯を取り除く必要があります。取り除いた後は、「材料を用いて埋める」というシンプルな治療ですが、虫歯の範囲が大きくなればなるほど、歯の形を再現することが難しくなり、虫歯になる前の歯の形と同じように再現することは困難となります。

虫歯になる前の歯の模型でもあればよいのですが、歯医者さんは歯の形を解剖学などに基づいて自らの任意で歯の形を再現します。もちろん、それなりの形にはなるのですが、この時点で、以前の歯の形とは異なる状態になります。

先にも述べた通り、歯の型にはそれぞれ意味があり、その形は成長と日常の生活を通じてつくられていきます。そういう背景をしっかりと考慮して歯の治療を行うのであればいいのですが、現実はそこまで手間をかけて治療することができない歯医者さんがほとんどです。一人の患者さんにかけられる時間や国の予算には限りがあり、治療の主たる目的である痛みや不安を取り除くことを主軸にしているのです。

つまり、歯の治療を行えば行うほど、以前の歯の形とは異なる状態になり、かみ合わせも少しずつずれていく傾向があるのです。さらにいえば、治療に用いる材料は、天然の歯とは性質が異なるため、時間が経てば経つほど、詰めたり被せたりした部分の境目から虫歯になることもよくあります。さらに、天然の歯と同じスピードでゆっくりすり減ることができないため、かみ合わせの当たる力が少しずつ強くなったり、歯より先に削れてしまい、かむ力の方向が変化したりすることで、いつもより強い力が歯にかかり続け、歯周病や歯の破折を招きやすくするのです。

歯科医院に治療で長く通われている方はすでにお気づきかもしれませんが、治療する歯はどれも過去に治療した歯ばかりで、同じ歯を数年ごとに何度も治療しているケースが多く見受けられます。これはつまり、先に述べた理由から、歯の治療を重ねれば重ねるほど、従来の歯の持つ機能や、自然に変化していく性質を妨げることになり、時間が経てば経つほど、歯のトラブルにつながるリスクが上がることになるのです。

本来、歯とは一生使うものであり、加齢に伴って抜け落ちるものではありません。歳を重ねれば歯を失うという概念は、歯の治療を無計画に行った人に当てはまることであり、そもそも健全な歯は一生使える代物です。

日本人の歯に対する健康意識はまだまだ低いといわざるを得ませんが、その背景には、歯の治療さえすれば大丈夫だという誤った考え方が定着しているからなのです。

今日《こんにち》まで、多くの歯科医師がたどってきた歴史は、歯の痛みや不安を取り除き、歯の機能を回復させることを中心に注力してきました。しかしながら、歯科医療制度の仕組みそのものが、治療を中心に組み立てられているため、予防や長期的な視点に基づいた治療には対応できない部分が今もたくさんあります。

そのため、歯に対する常識が50年前の感覚でいる日本人は少なくありません。歯科医療側も、そういう人たちに向けて制度が組み立てられているゆえ、50年前の考え方から抜け出せない現状があります。

社会にはいろいろな問題や立場の方々がいらっしゃるため、何もかもが理想通りにはいかないという意見もあると思いますが、各個人の問題に落とし込んで考えたとき、歯とは治療するものではなく「守るもの」だと認識していただければ何より幸いです。

歯の問題はいつも遅れてやってくる

これは多くの方々に当てはまるのですが、「歯の痛み」と「歯の問題」を同等に捉えがちです。とにかく痛くなければ大丈夫、痛みが取れたから治ったと捉える人が少なくありません。

　虫歯を例に挙げましょう。虫歯とは、虫歯菌が糖を分解して乳酸を生成し、その乳酸によって歯が侵食され、知覚を司る部分まで進行すると痛みにつながる病気です。歯の構造は基本的に3層からなり、外側から、エナメル質、象牙質、歯髄《しずい》（神経）の順番になります。歯根の表層にはセメント質がありますが、ここでは省略させていただきます。

　虫歯がエナメル質のみにある場合は、痛みはまったくありません。知覚を司るのは象牙質と歯髄なので、象牙質に到達したときに虫歯は痛みとして現れます。歯髄に到達すれば強い痛みが現れます。ただし、虫歯の進むスピードや歯の状態によって、痛みの程度や頻度は異なります。

　つまり、痛みとはある条件が整ったときに発現するものであり、条件が整わなければ、痛みは発現しないということです。これは、虫歯の進行度や種類、本人の感受性に左右されるのですが、痛みの強さは虫歯の程度や進行度合いとは必ずしも一致しません。

　つまり、虫歯が象牙質や神経に達していても、痛みが出現しないこともあるということです。痛みの有無にかかわらず虫歯は進行するので、虫歯になっていることに気づかないままになることがよくあります。

痛みの強さが病気の深刻さを表すと思いがちですが、痛みがまったくなくても虫歯の問題が深刻である場合や、強い痛みがあっても虫歯ではないこともあります。本来、痛みとは体に病気があることを宿主《しゅくしゅ》に伝えるシステムであり、病気そのものではありません。

痛み止めの薬は、病気そのものを解決するものではなく、痛みのシステムに介入して痛みをやわらげるのです。つまり痛みを取り除いても、病気が取り除かれるとは限らないということです。

痛みがきっかけとなり歯科医院を訪れたときには、歯に関連する問題が複数生じていて、すでに深刻化しているケースや、さらにはその問題を解決するにはもはや手遅れであることも少なくないのです。虫歯のみならず、歯周病もこれによく当てはまります。歯の問題を痛みの有無だけで判断すると、良い状態に戻すためのタイミングを逃してしまうのです。

たとえば、歯を失う方の最も多い原因は歯周病といわれていますが、多くの方が歯周病に気づかず、改善可能な期間を逃しています。歯周病が進行して痛みを感じるまでには時間がかかります。痛みを感じた頃には、歯の周りの骨がすでに破壊され、治療を施しても回復できないケースがよくあります。歯の問題を痛みの有無だけで判断すると、問題の早期発見と治療の早期介入ができなくなってしまうのです。

これを防ぐには、歯科医院で定期的に歯や周りの組織が健全であるかどうかを客観的に判断し、虫歯や歯周病の原因（誤った食事や悪い生活習慣）を見直し、必要に応じて治療を施し、歯を予防するための考え方や生活習慣を身につけることが必要です。

これが、歯を生涯健康に保つための最大の秘訣です。

人間の心理として、想像や体感ができないまま未来を見据えて行動することはなかなか難しいものです。痛くもないのに歯科医院に行って、問題の有無を確かめてもらう人は、過去に歯科治療でとても苦労した人か、歯の健康に対して意識が高い方が中心となります。

日本は諸外国に比べて歯の健康に対する意識が低いので、歯科の受診率がまだまだ低いといわれています。歯の大切さや予防に対する考え方が浸透していないので、歯の問題が深刻化してからようやく重い腰を上げる方が少なくないのです。

体感で判断するのではなく、知識で判断することが明暗を分けるといっても過言ではありません。

歯根膜と顎関節を守れ！

歯根膜《しこんまく》とは、歯根の周りに付着する靭帯《じんたい》組織で、歯と骨をつなぎとめる役割を担っています。

顎関節とは、その名の通り顎の関節で、上下の歯をかみ合わせる役割を担っています。

結論からいえば、歯根膜と顎関節に異常がなければ、歯は歯として十分に機能し、歯を失うことはほとんどありません（※重度の虫歯や外傷は除く）。

歯根膜に問題が起きると、歯をつなぎとめることができなくなり、歯は自然と脱落する方向に向かいます。また、顎関節に問題が起きれば、下顎を正しく動かすことができなくなり、下顎を動かすたびに痛みを伴ったり、口が開かなくなったりします。歯を失う代表的な例は以下の3つです。①虫歯が広範囲にわたり、歯の構造が大きく失われたとき。②歯の周りの組織が破壊され、歯を骨につなぎとめる力を失うとき。③歯が破折し、かむ力を受け止めきれないとき。

歯の治療を繰り返すほど歯を失う確率が上がると先にも述べましたが、これは、多くの歯科治療が歯根膜と顎関節に対して、長期的な配慮ができないという現状があるからです。

特に歯根膜に対して長期的な視点に基づいて管理するとなれば、それなりの手間と時間がかかります。かみ合わせの確認や変化に対して、すべての歯科医師が対応するのは難しい現実があります。

もちろん、しっかりと対応する歯科医師もいます。そういう歯科医師が増えていることも事実です。ただ、全体に比べて、まだまだ少ないのです。

また、この問題にどこまで対応するかについては、各歯科医師の考え方や、各地域の歯科医療に対する患者さんの考え方が異なるので、歯科医師やその地域によって治療方針がまったく異なることは決して珍しいことではありません。

歯周病（歯周炎）とは、歯根膜に異常が生じて歯の周りの骨が失われる疾患です。歯根膜の異常は、歯の小さな揺れを生じます。歯はもともとわずかに揺れるようにできていて、これを生理的動揺といいます。通常より揺れている状態を病的動揺といいます。

病的動揺は歯根膜の炎症を意味します。歯根膜に炎症が起きると、歯根膜は歯をつなぎとめる力を失っていき、そのまま放置すれば、時間が経つにつれ周囲の骨が失われていきます。歯の動揺が大きくなればなるほど、元の状態に戻すのは難しくなり、歯を失う確率が高くなります。つまり、病的動揺の早期発見が予防の要となるのです。

そして、歯に詰め物や被せ物を施すと、その歯は元の状態とは違う形状になり、たくさんの歯に詰めたり被せたりすればするほど、かみ合わせ全体が少しずつずれていきます。

時間をかけて少しずつずれていくので、本人はそのずれに気づかず慣れていきますが、ずれたところでかみ続けることで、顎関節の位置が変化し、顎の痛みや開口障害に至ることがあり、耳鳴りや頭痛に発展するケースもあります。

また、治療後の不快感を歯科医師に訴えても、そのうち慣れるからと対応してもらえないケースもあります。かみ合わせや顎関節に対する治療や対応は、歯科医師の中でも割とエキスパートでないと難しいといえるでしょう。

歯科治療にはリスクがあり、どんな治療もそのリスクを考慮して行うことが大切です。また、治療技術があっても、一日にたくさんの患者さんを診察しなければならない歯科医師にとっては、手間や時間のかかる治療や対応は物理的に難しくなります。

つまり、歯は治療よりも予防するほうがはるかに合理的であり、もし歯を治療する場合は、歯根膜と顎関節に対して十分に配慮しなければならないということです。

歯根膜と顎関節を大切にし、歯の治療がこの２つの組織に悪い影響を与えないようにすることが良い結果につながります。

第5章

食いしばりが及ぼす悪影響

-自律神経と歯の関係-

自律神経と歯の関係

歯は、歯の周りにある組織（歯周組織）、舌、顎関節、唾液、唇、口蓋などと連動して機能する、いわば「口腔《こうくう》」という臓器の一部であり、ほかの臓器などと同様に、自律神経と密接にかかわっています。

実は、自律神経が口腔領域に与える影響は少なくありません。唾液の分泌量、口腔粘膜の免疫応答、咀嚼時の筋肉のコントロールなど、自律神経は常に口腔機能に貢献していて、自律神経が正しく働かないと、口の中が乾き、口臭や歯周病、虫歯の進行、咀嚼時の筋肉や顎関節の痛み、頭痛などにつながります。

また、歯科心身症といわれる疾患には、顎関節症、三叉《さんさ》神経痛、非定型顔面痛・歯痛、舌痛症などが挙げられます。これらは、一般の歯科治療では対応できないケースが多く、より専門的に対応する必要があります。

そのほか、かみ合わせがずれたり、矯正治療で一時的にかみ合わせに不具合が生じたときに、自律神経失調症に至るケースも報告されています。

歯の痛みが虫歯でも歯周病でもなく、自律神経の不調によることは珍しくないのです。歯に問題がないにもかかわらず、むやみに歯を治療してしまうことで、かえって痛みが増すケースもあります。

このように、問題を「歯」だけで考えてしまうと、正しく対応できないどころか、さらに状況を悪化させることにつながりかねません。歯をただの歯として捉えるのではなく、口腔機能を担う重要な組織の一部として、全身の健康と関連して考えることが賢明です。つまり、口腔全体を「臓器」として捉えていただきたいのです。

そして、自律神経の不調が口腔に影響を与えるのであれば、口腔を健全に保てば自律神経は整うのか？　という疑問が湧いてきますが、答えはイエスです。

そもそも口腔内を健全に保つためには、正しい食事と生活習慣を守ることが大切です。自律神経を乱すような食事や習慣を改善すれば、歯の健康も健全に保たれるようになります。

たとえば、砂糖をとりすぎると自律神経を不安定にさせるだけでなく、虫歯菌にエネルギー源となる糖を与え、唾液の分泌量を低下させるため、虫歯菌や歯周病の活動を助長します。

また、食いしばりなどによる筋肉の持続的な緊張も、自律神経に対して弊害をもたらします。筋肉の緊張が取れなくなると、活動状態を促進する交感神経のスイッチが切れなくなり、休息状態を誘発する副交感神経にスムーズに入れ替わらず、不眠や動悸、消化不良などの原因になります。

悪いかみ合わせによる不快感が続けば自律神経が乱れ、不定愁訴をもたらす可能性も上がります。不定愁訴とは、患者からの「頭が重い」「イライラする」「疲労感が取れない」などの「なんとなく体調が悪い」という主観的な症状の訴えがあるものの、検査をしても客観的所見に乏しく、原因となる病気が見つからない状態を指します。

歯科心身症とは口腔領域の不定愁訴で、舌痛症、口腔異常感症、顎関節症、かみ合わせや入れ歯に関連する不定愁訴、非定型顔面痛・歯痛、歯科治療恐怖症、パニック障害、口臭恐怖症（自己臭恐怖症）などがあり、心因的な要素も要因となるだけに、ほかの疾患の有無はもちろんのこと、生活習慣や生活背景を探ることが重要だといわれています。

つまり、自律神経は口腔内の状態や機能と常に関係、連動しているために、歯を大切にする習慣こそが、自律神経の安定にもつながることになるのです。

歯は、私たちの生活の質や生活習慣の在り方を反映する組織なのです。

悪い癖にご用心(ブラキシズムについて)

ブラキシズム（Bruxism）とは、睡眠時や覚醒時を問わず、歯を動的、もしくは静的にすり合わせたり、かみしめたりすることで、さまざまな動作を含んだ広義の「歯ぎしり」を指し、咬合神経症《こうごうしんけいしょう》とも呼ばれます。

ブラキシズムは無意識、無目的に行われる異常習癖であり、その動作が頻繁に行われると咀嚼筋群の異常な緊張と、これに伴う歯および歯周組織への炎症性破壊、顎関節への異常な負荷がかかることで、口が開かなくなる開口障害などが生じる場合があります。

歯ぎしりする人が歯周病を併発する確率は高く、頻度、強さ、持続時間によって発現する問題は多岐にわたり、関連する疾患として、虫歯、歯周病、顎関節症、咬耗症、歯根露出、知覚過敏、歯のくさび状欠損、修復物・補綴物の破損と脱離、外骨症、歯並びの悪化、開口障害、不定愁訴、筋膜性疼痛《とうつう》症候群、インプラント周囲炎、自律神経失調症、頭痛、腰痛、頸椎《けいつい》症、耳鳴り、難聴、めまい、味覚障害、顔面神経痛、顔面神経麻痺《まひ》、三叉神経痛、などが挙げられます。

ブラキシズムは、その動作形態により、いくつかに分類されています。

①グラインディング

上下の歯を臼のごとくすり合わせる運動（臼磨運動）。ギシギシと音を立て、歯の咬頭に異常で大きな力が働くので、歯質の崩壊を招きやすく、歯のひび（マイクロクラック）、歯根破折や歯周病を引き起こします。睡眠時に多く、一般的に呼ばれる「歯ぎしり」はグラインディングを指します。

②クレンチング

上下の歯を静的に強くかみ合わせる動作。覚醒時に無意識に発現していることが多く、自覚症状はもちろん、他覚症状もほとんどないために発見が遅れることがあります。一般的には「食いしばり」と呼ばれます。

③タッピング
上下の歯を小刻みにカチカチとかみ合わせる動作。グラインディングやクレンチングに比べると少ないタイプです。

④ナッシングタイプ
一部の特定部分だけこすり合わせるタイプの歯ぎしり。「キリキリ」というような音が鳴ります。犬歯や第一小臼歯、第二小臼歯の歯の先端が削れることが多いといわれています。

歯に関係するトラブルや問題は、ブラキシズムに関与することがほとんどといっても過言ではありません。もしブラキシズムがなければ、歯の問題は大幅に軽減するといえます。
それほどまでに、ブラキシズムが歯や口腔に与える影響は大きく、これからの歯科治療はブラキシズムを念頭において行わなければならない時代に突入したといえるでしょう。また、ブラキシズムに対する見解や治療方針もさまざまで、歯科医師同士で意見が対立することも珍しくありません。

睡眠時のブラキシズムは、国際睡眠関連疾患分類では、「過度の覚醒活動に関連する睡眠中の歯のグラインディングまたはクレンチングを特徴とする口腔異常機能」と定義されています。ブラキシズムの原因論は、歯科において多く議論されてきた問題の一つですが、睡眠中の大脳上位中枢の興奮に由来するもので、中枢性に引き起こされるといわれています。かみ合わせの問題がブラキシズムの原因とする科学的根拠はないという報告もありますが、実際は歯科医師によって見解が異なります。

また、頻度についてですが、「患者の歯ぎしり音の自己申告」を基にした欧米やアジア諸国での調査によると、睡眠時ブラキシズムの発生率は、小児で10〜20％、成人では約5〜8％、高齢者で2〜3％と加齢とともに減少し、大きな性差はないという報告がある一方で、ブラキシズムは咀嚼筋の活動により、一般の人の85〜90％に発現するという報告もあります。

私の臨床経験からいえば、診察する患者さんの7割以上が、ブラキシズムの痕跡を認める印象があります。深刻な問題を抱えている患者さん約96人を対象にブラキシズムの痕跡の有無を数えたところ、8割以上の患者さんが該当しました。

難易度の高い症例ほど、ブラキシズムを念頭において治療方針を組み立てる必要があります。いずれにせよ、ブラキシズムが自律神経と深くかかわっていることは明白で、特に就寝時に交感神経が優位になると発生しやすくなるといわれています。

就寝時は副交感神経を優位に導くことで理想的な睡眠が得られます。

夜の歯ぎしりや食いしばりに悩まれている方は、就寝前に交感神経を高めるような習慣（スマートフォン、ＰＣ作業、糖度の高い食事、高温の入浴）などを控えるとよいでしょう。

歯ぎしりと食いしばりの違い

「歯ぎしり」は歯を左右にこすり合わせること。「食いしばり」は上下の歯を当て続けることです。

歯ぎしりは主に就寝時に行われ、通常の咀嚼よりも強い力で断続的に行われます。そして、就寝時の食いしばりも歯ぎしりと同様に、通常の咀嚼よりも強い力で行われます。

歯ぎしりに比べて食いしばりは、音がしないことから周りにも指摘されにくい傾向があります。夜間の食いしばりや歯ぎしりによって起床時に、顎や頭頸部の痛みや不快感を生じることがあるので、思い当たる場合は歯科の受診をおすすめします。

一方、日中に行われる食いしばりは、弱い力で持続的に行われるのが特徴です。たとえ弱い力であっても、筋肉の持続的な緊張が生じるために、筋痛、筋疲労、肩こりなどが発生しやすくなり、さらに顎関節へ力が加わり続けることで関節周辺の血液の循環が悪化し、強い摩擦が繰り返されることで「顎の痛み」「口が開かない」などの顎関節症の症状につながりやすくなります。

日中の食いしばりは自覚することが難しく、無意識にかみしめ続けているケースがほとんどです。さらに歯の接触時間は長期間に及ぶ傾向があります。

顎関節症を患う方のほとんどが、日中の食いしばりを認めるという報告があり、これをＴＣＨ（Tooth Contacting Habit）上下歯列接触癖といいます。これについては１２６ページで詳しく述べさせていただきます。

歯ぎしりは食いしばりよりも下顎の動く範囲が広くなるので、歯の形やかみ合わせの影響を受けやすくなります。たとえば、犬歯の形や位置が悪いと、歯ぎしりによる力を逃がすことが困難となり、奥歯に過剰な横方向への力がかかることで、歯や周囲組織の疾患を招きやすくなります。

就寝時の食いしばりは歯に過剰な力を与えやすく、歯の破折や歯根膜の炎症を生じやすくします。日中の食いしばりはその力が弱くとも、筋肉に過緊張を生じることにつながり、顎関節の疾患や不定愁訴につながりやすくなります。

食いしばりや歯ぎしりがもたらす悪い影響は計り知れないものがあり、歯に関連する病気の程度が悪くなればなるほど、歯ぎしり、食いしばりに対する対策をしなければ根本的な解決に至らないケースがほとんどです。

ふだんから、歯ぎしりと食いしばりによる不適切な力を生まないようにすることが大切です。

食いしばるとどうなってしまうの？

食いしばりと歯ぎしりが歯に与える影響について、もう少し掘り下げていきましょう。

虫歯や歯周病は虫歯菌や歯周病菌が引き起こすものであり、歯をしっかり磨けば歯の健康は守られるという考え方が一般的ですが、実はそれだけで歯と歯周組織を守ることはできません。歯を悪くしてしまう原因は基本的に2つです。それは「菌」と「強すぎる力」です。

虫歯も歯周病も基本的には口腔内の細菌や真菌《しんきん》が関与します。菌がいなければ虫歯も歯周病も基本的に成り立ちません。しかし、菌を完全に除外することは不可能であり、私たちの口腔内はあらゆる細菌や真菌と共存していく必要があります。

それと同時に、人類の歴史は感染症との闘いです。虫歯も歯周病も感染症であり、いまだに根本的な解決に至っていません。これからも虫歯や歯周病がなくなることはないでしょう。

しかしながら、虫歯にも歯周病にもならない人たちがいます。これは、口腔内の菌の活動が抑制されていて、なおかつ歯に余計な力がかかっていない人たちです。

歯に強すぎる力がかかるとどうなるのかですが、まず、歯に小さなひび（マイクロクラック）が入り、そこから虫歯菌が歯の中に侵入し、糖を分解し乳酸を産生します。この乳酸が歯を溶かし、虫歯が歯の中で広がっていきます。

歯は、表面よりも内側のほうが柔らかいので、虫歯は表面の入口よりも内側で広がりやすく、表面入口の虫歯は内側に比べて小さくて目立たない傾向があるため、しばしば虫歯の発見が遅れる傾向にあります。

虫歯菌が侵入しても、糖がなければ乳酸は産生できないということ、そして、小さなひびの中を歯磨きすることはできません。つまり、虫歯予防は歯磨きより糖を制限することのほうが効果は高く、歯磨きも大切ですが、それ以上に食事を適切にするほうが予防効果は高いのです。

さらに、歯根には歯根膜という組織があり、歯の周りの骨を健全な状態にする役割があります。端的にいえば、歯根膜に異常が起きると骨は失われ、歯は脱落するようになります。これが歯周病です。

歯根膜に適度な15～２００ｇの力を持続的に与えると、歯の周りの骨が失われ、歯を意図した方向に動かすことが可能になります。これが歯科矯正の仕組みです。ところが、強すぎる力を与えてしまうと、その部分の歯根膜は壊死《えし》し、周囲の骨は著しく失われることになります。

矯正時の力は大きくてもせいぜい２００ｇですが、食いしばりや歯ぎしりの力になると、40～３００kg以上といわれています。矯正力は常にかかり続け、その力は歯の移動とともに減少していきます。

食いしばりや歯ぎしりは、矯正力に比べて力が常にかかり続けるわけでないので影響力は小さいという考えもありますが、そもそも、かかる力の単位が矯正力の１００倍以上ですから、歯根膜に対する悪影響は想像に難くありません。また、食いしばりや歯ぎしりの頻度が高い人ほど歯に力がかかり続けるため、歯根膜が強すぎる力を受けて歯根膜の炎症が起こり、だんだんと歯が大きく揺れるようになるのです。

早期にこの力を抜いてあげれば元の状態に戻るのですが、対応が遅れると自然に治癒することは困難となり、最悪の場合には抜歯に至ります。臨床においては、歯周病菌が主体の歯周病よりも、歯にかかる強い力が主体となる歯周病が圧倒的に多いと思います。

歯磨きがしっかりできているのに歯周病がなかなか治癒しない人は、歯にかかる力のコントロールができていないというケースを多く認めます。歯周病菌の影響よりも、この不適切な力の影響が大きいと感じる歯科医師は少なくないのですが、残念ながら、多くの患者さんはこれについて知る機会がほとんどありません。歯を磨けば大丈夫だと考える人がまだまだ多いのが現状です。

歯を悪くするさまざまな要因

端的にいえば、歯を悪くしてしまう主な原因は「菌」と「強すぎる力」です。虫歯菌や歯周病菌が歯と歯の周りの組織を破壊します。そして、歯に強すぎる力がかかり続けると、さらなる破壊をもたらします。砂糖は虫歯菌の活動源となり、間接的に歯周病菌を活発にさせます。歯の治療で詰めたり被せたりした歯はだんだんとかむ力を強く受けるようになり、これもまた歯と歯の周りの組織の破壊につながります。

もし、砂糖の摂取を幼少の頃から控えれば、虫歯はほとんど起こりません。砂糖だけが虫歯の原因というわけではないのですが、砂糖は圧倒的に虫歯の原因になります。特に、現代の食事は加工食品に頼る部分が多く、なおかつ食品産業の発展により、至るところに砂糖を含む食品が販売されています。

また、長い歴史の中で見れば、現代は過食・飽食の時代であり、幼少期よりお菓子や加工食品を際限なく摂取する傾向もあります。砂糖には強い依存性があり、特に清涼飲料水には尋常ではない量の砂糖が含まれているものも少なくありません。砂糖自体が悪いのではなく、砂糖をとりすぎていることが悪いのです。

砂糖を含む食品や飲料水を習慣的に摂取してしまうと、歯磨きでは除去しきれない砂糖が残り、これが続くことで乳歯や生えたての永久歯は虫歯になります。さらに甘いものは唾液の分泌を低下させるので、虫歯菌の活動が抑制できなくなります。

保護者が子どもを喜ばせたい、言うことを聞かせたいときに砂糖を含む食品を与えることもあるかと思いますが、これが虫歯の発生につながり、リスクを伴う歯の治療に至ります。そして、砂糖は交感神経を優位にするため、眠りが浅くなることで食いしばりや歯ぎしりを引き起こしやすくするのです。

前章で述べた通り、多くの歯科治療において歯の形は元に戻せません。あくまでも、最低限の機能を回復させる程度の治療にとどまるケースがほとんどです。天然の無垢な歯と、治療した歯を見比べたとき、形が著しく異なることがほとんどであるのが、その証拠です。

また、治療に用いられる材料の性質は、天然の歯とまったく異なるものばかりです。

短期的視点では、それでも問題はないのですが、長期的な視点で見れば、歯の自然なすり減りができなくなり、これがかみ合わせ全体の不調和につながり、さまざまな問題を引き起こします。

その問題を歯科治療だけで解決しようとすれば、問題はさらに拡大し、何度も治療をやり直すことで、40代のうちに行き詰まるケースがほとんどです。多くの患者さんはこの時期に、歯の問題について大きな選択を迫られます。つまり、歯をたくさん治療してしまうと、天然の無垢な歯で構成されたかみ合わせよりも不利な状況に陥るということです。

天然の無垢な歯で構成されたかみ合わせであれば、詰め物や被せ物によって構成されたかみ合わせよりも食いしばりや歯ぎしりによる影響は少なくなります。なぜならば、歯の硬さが全体で均一なので、余計な力がかかっても、歯がすり減ることでその力をうまく逃がしやすくなるからです。

たとえるなら、靴底が柔らかいゴムだからこそ、すり減ることで膝や腰への負担を減らすのと同じ原理です。もし片方の靴底にゴム、もう片方の靴底に金属を用いたら、どうなるでしょうか？　左右の靴底のすり減る速さが異なり、両脚は平衡を保てなくなります。そのまま使い続ければ、膝や腰が悪化することは明白でしょう。

　また、歯の治療には金属だけでなく、レジンと呼ばれるプラスチックも用いられます。レジンは天然の歯より柔らかいので、本来の歯より早くすり減ってしまい、時間が経つにつれて歯が著しくすり減った状態になり、さらには歯の位置が変化し、かみ合わせ全体に大きな影響を与えます。

　詰め物や被せ物が多ければ多いほど、食いしばりや歯ぎしりの影響を受けやすくなり、これがさらに別の疾患につながるという悪循環に多くの患者さんが陥っているのですが、長い時間をかけて悪くなるため、問題に気づいていない人が少なくありません。気づいた頃には問題が複雑化していて、その治療に対応できる歯科医師も限定されることになります。

　適切な食事を心がけることは、虫歯や歯周病を予防し、リスクを伴う歯科治療を避けるだけでなく、就寝時の交感神経を優位にさせないことで、食いしばりや歯ぎしりの頻度と程度を下げることにもつながるのです。

みんなやっているＴＣＨ

本来、上下の歯は食事や会話のときに瞬間的に接触しますが、その接触合計時間は１日において平均17・5分と報告されています。ところがその平均以上に長時間にわたって歯の接触を続ける人がいて、木《き》野《の》孔《こう》司《じ》先生をはじめとする東京医科歯科大学顎関節治療部の歯科医師たちが２０００年12月から１年間かけて実施した来院患者５１１名の調査と分析の結果、これが多くの顎関節症を患う患者さんの原因であるということが判明しました。

　長時間にわたる歯の接触をやめるようにトレーニングを行ったことで、これまでなかなか改善しなかった患者さんの症状が改善するようになったのです。そこで木野孔司先生たちは、上下の歯を長時間接触させる癖を「上下歯列接触癖」と定め、Tooth Contacting Habitと英訳し、略してＴＣＨと呼ぶことにしました。現在では痛みを示す顎関節症患者の8割以上が、ＴＣＨが原因であると考えられています。

その理由として、歯の接触によって顎を閉じる筋肉が働き続けることになり、その疲労から筋性顎関節症が起こります。口を閉じる筋肉が働き続けると顎の関節を押さえ続けるため、次に関節を動かすときに摩擦が大きく、関節内部を傷つける可能性が高まるのです。これが関節性顎関節症を引き起こします。

ＴＣＨは、パソコンやスマートフォンを長時間使用したり、読書、テレビ、料理など、熟考したり集中するときに起こりやすいといわれています。

ＴＣＨは顎関節症のみならず、ほかの疾患にも関与すると考えられており、関連する症状として、かみ合わせたときの歯の慢性的な痛みと違和感、歯周病、入れ歯による痛み、詰め物や被せ物の脱離、歯の破折、舌の痛み、口内炎、舌・頬粘膜を誤ってかんでしまうなどが挙げられます。

歯の痛みや顎の痛みには、さまざまな原因が関与します。特に就寝時の食いしばり、歯ぎしりは顎関節症や不定愁訴に対する診断要因として重要な事項であり、これまで対処法として、就寝時のマウスピースの使用、低周波治療器を用いた筋肉の血流改善、かみ合わせの改善などが行われてきました。

とにかく「かみ合わせを良くすれば改善する」という考え方が歯科医師の間で横行した時代もありましたが、かみ合わせに対する考え方が歯科医師によって大きく異なったり、患者さんによって改善傾向が異なるばかりか、かえって悪化するケースもあったりしました。

歯科医療の長い歴史の中で、かみ合わせと顎関節に対する決定打となる治療法が見つからない状況が長く続いてきましたが、ＴＣＨに基づいた指導と治療は、これまでの概念を大きく変化させるものでした。

ＴＣＨはどちらかといえば食いしばりに分類されるのですが、弱い力で長時間行うという点が就寝時の食いしばりと大きく異なります。弱い力であっても長時間かみ合わせることで関連組織に大きな影響を与えることを発見した木野先生たちの功績は、かなり大きいといわざるを得ません。咬合を重視する歯科医師と重視しない歯科医師の間で繰り広げられてきた論争に、一つの答えをもたらしたと思われます。

実際、東京医科歯科大学の顎関節治療部は、それまで年間８０００人以上の患者さんに対して、マウスピースの作製を第一選択とせず、ＴＣＨの指導を最初に行うことに切り替えたそうです。

ＴＣＨに該当する患者さんは少なくありません。特に近年、パソコンやスマートフォンの普及により姿勢を崩す方が増えており、さらには社会生活におけるストレスの増加も明らかで、それらが要因だと思われます。

木野先生は、何かに夢中になり体を緊張させる作業によりＴＣＨは定着化され、その典型的な例としてパソコン作業があり、これがＴＣＨをつくり出していると述べています。さらには、精密作業、家事作業、運転作業、勉強、携帯端末操作行動、緊張を要する作業や行動、心の葛藤、夢中になって読みふける読書、感情移入して見続ける映画、一心に没入するゲームなども、例として挙げられています。

私の臨床経験に基づいていえば、30年前に比べて、顎の痛みや知覚過敏、虫歯、歯周病以外の歯の痛みが増加してきた実感があります。さらに歯根破折による抜歯が増加しているという報告もあります。これらはかみ合わせの影響を強く受けていて、その原因がＴＣＨによる可能性が高いと知ったときは、霧が晴れたような気持ちになりました。

ＴＣＨの改善を促す指導を行ったところ、治療をせずとも症状が改善する患者さんが増えるようになりました。また、かみ合わせの治療においても、ＴＣＨの改善を図ることで、治療中のリスクを下げ、これまでより良い結果に結びつくようになりました。

かみ合わせを正しく構成し、歯や歯並びの形や構造を改善する治療はとても大切ですが、これらの治療には時間がかかり、治療によるリスクもあります。ＴＣＨの改善はリスクが少なく、すぐに実践できるので、症状が短期で改善するケースもあります。

また、本当にかみ合わせの治療が必要かどうかのかみ合わせを判断する材料にもよるので、ＴＣＨに該当する場合は、まずはＴＣＨの改善を図ることを最初に行うべきでしょう。

いつも口に力が入っていると、筋肉の緊張や興奮を高める交感神経が活発になり、これが就寝時の歯ぎしりや食いしばりを引き起こします。つまり、ふだんから口の力を抜くことは、歯ぎしり、食いしばりを予防するだけでなく、自律神経を安定させるための秘訣にもなるということです。

口の正しい姿勢

上下の歯を1～2㎜程度離し、唇は軽く閉じてみてください。このとき、舌は上顎（上の前歯の後ろあたり）に軽く触れている状態にすることが大切です。頬の筋肉に力を入れてはいけません。「みかん」とゆっくり発音したとき、「ん」の発音時に、この状態になるはずです。これが口の正しい姿勢です。

身体の健康を保つためには正しい姿勢でいることが基本であり、身体に負担のかかる姿勢を取り続ければ、首、肩、背中、腰などに問題を生み、さまざまな病気につながりやすくなることは、すでにおわかりだと思います。

これは口にも当てはまることで、口にもきちんとした姿勢があり、間違った姿勢を取れば、これもまた、関連するさまざまな病気につながりやすくなります。

基本的に食べるとき以外、上下の歯が接触することはなく、たとえ会話中に接触したとしても、それはほんの一瞬であることが望ましいのですが、日頃から上下の歯を接触させ続ける人がいます。これがＴＣＨです。ＴＣＨを有する人は、就寝時に食いしばりや歯ぎしりをする傾向が強いという報告があります。

かみしめたり、食いしばったりするためには、舌を低い位置に置く必要があります。舌を上顎に付けたまま食いしばってみてください。おそらく顎に力が入りづらいはずです。舌を下にしてもう一度食いしばってみましょう。今度は先ほどより力が入りやすいはずです。

つまり、かむ力は、舌の位置に影響されるのです。また、舌の位置が下がると、上下の歯を離しておくことに違和感を覚えるはずです。舌の位置が低くなった状態を「低位舌」といいます。

舌を上顎に軽く触れさせたほうが、歯を離しておくことへの違和感は少なくなります。つまり舌の位置を正しく保つことが、口の正しい姿勢につながるということです。

口は、口を開ける筋肉と閉じる筋肉で動きます。これらの筋肉は摂食、発音、嚥下《えんげ》に応じて力の配分が変化します。ところが、ふだんからかみしめている人は、閉じる筋肉ばかりが発達し、開ける筋肉が弱くなります。口を開けると疲れるという人は、ふだんから開ける筋肉が使われていないので、歯を離す状態では、かえって疲れてしまうのです。これはＴＣＨを有する方に多く認められます。

低位舌よりさらに舌が低位になると、「舌根沈下」となり、気道が塞《ふさ》がれ、呼吸が苦しくなります。これが口呼吸、いびき、睡眠時無呼吸症候群などを引き起こします。

口呼吸は口腔内の乾燥を招き、細菌やウイルスの感染を容易にさせ、虫歯や歯周病の進行を加速させます。口呼吸を鼻呼吸にするためには舌を正しい位置に保つ必要があるのです。

また、いびきや睡眠時無呼吸症候群、睡眠障害は、脳へ十分な酸素が送れなくなるので、「日中の眠気」「熟睡感がない」「集中力の欠如」などを引き起こし、自律神経に悪影響を及ぼします。また睡眠時無呼吸症候群によって、最悪の場合、突然死に至るケースもあります。

睡眠中に無呼吸状態が繰り返されると、体は足りない酸素を補おうとして心拍数を上げます。これが「高血圧」につながります。

また、睡眠が十分に取れないと自律神経に影響を及ぼし、食習慣は乱れがちになります。これによって血糖値やコレステロール値が高くなり、「肥満」や「糖尿病」につながり、特に糖の過剰摂取は、虫歯や歯周病、さらにはうつ病を発症しやすくなります。

これらの生活習慣病は「動脈硬化」を進行させ、「心筋梗塞」や「脳梗塞」を発症するリスクを高めます。また、睡眠不足による日中の眠気は居眠り運転にもつながり、２００３年には新幹線の運転士が睡眠時無呼吸症候群による居眠り事故を引き起こしました。

「睡眠時無呼吸症候群」の原因の一つが、「舌根沈下」であるといわれています。まさに、「舌根沈下」を放置することは命にかかわるといっても過言ではありません。

舌を上げるためのトレーニング

かみしめるから舌が下がるのか、それとも舌が下がるからかみしめるのか、という疑問が湧いてきますが、おそらくどちらも正しいといえるでしょう。

交感神経が優位になればかみしめる傾向になり、舌が下がれば、かみしめているほうが楽になります。これはますます交感神経を優位に導きます。このような悪循環から抜け出すためには、まず、舌を正しい位置に保つことから始めるとよいでしょう。

では、なぜ舌の位置が下がるのでしょうか？ その原因は舌の位置を支えている「舌骨」が下がるからです。

舌骨が下がるのは舌骨を支える筋肉が衰えるからであり、これまでは老化現象として捉えられてきました。ところが、最近では、小児にも睡眠時無呼吸症候群が増加しているという報告があり、若い人でも舌骨を正しい位置に保てない人が増えているということが考えられます。

その原因の一つとして、咀嚼回数の低下が挙げられます。近年の食事は、柔らかくて食べやすいものが多く、昔に比べて硬いものをしっかりかむ習慣が減ったといわれています。また、食事そのものの時間が短縮化したことで、食事における咀嚼回数が減り、これが唾液の分泌低下を招いたり、鼻や副鼻腔などの上顎顔面の成長を妨げたりすることで、鼻腔《びくう》や咽頭《いんとう》が発達せず、口呼吸や睡眠時無呼吸症候群を引き起こしやすくなるといわれています。

舌の位置を下げることがいかに危険か、おわかりいただけましたでしょうか。
では、舌を上げるためのトレーニング方法をお伝えしましょう。

①「あ」で口を大きく開ける
口の周囲の筋肉と舌の根元の舌骨筋群を鍛える。

②「い」で口を横に大きく開く
口まわりの筋肉から首の筋肉を強化する。

③「う」で口を強く前に突き出す
口を閉じるのに大切な口の周りの筋肉が鍛えられる。

④「べ」で舌を思いきり出し、下にのばすのを3回
舌そのものが鍛えられる。

筋肉と舌を意識しながら、①～④の「あ」「い」「う」「べ」を10回1セットで、1日3セット行ってください。

舌を鍛えると鼻呼吸がスムーズになり、体に悪い菌やウイルスが侵入するのを防ぎます。呼吸が深くなることで酸素を十分に取り込むことになり、自律神経のバランスが整いやすくなります。鼻呼吸がスムーズにできるようになると、以下のようなことにつながりやすくなります。

・誤嚥性《ごえんせい》肺炎の予防
・花粉症や喘息《ぜんそく》などのアレルギー性疾患の緩和
・風邪やインフルエンザの予防
・腸の疾患の改善
・認知症の予防
・糖尿病の予防
・脳梗塞や心筋梗塞など血管の病気の予防
・うつ症状の予防と改善

・二重顎やほうれい線の緩和
・虫歯、歯周病、口臭の予防
・顔（顎）の変形や悪い歯並びの予防
・睡眠時無呼吸症候群やいびきの予防

舌の位置があなたの未来を左右するかもしれないのです。あなたの舌の位置は大丈夫ですか？

かみ合わせがもたらす身体バランスへの影響

上下の歯が接触する時間は1日のうち約20分程度なので、かみ合わせが良かろうと悪かろうと身体はその影響をほとんど受けない、という考え方は間違っていませんが、実際、そうはいかない人たちがいます。つまり、食いしばることをやめられない人たちがいるのです。

食いしばりやかみしめは、悪いことばかりではありません。それによって筋力が瞬間的に増大したり、心理的ストレスを軽減したり、免疫力を高めたりする効果もあるからです。日頃から歯を離しておくことはとても重要ですが、状況次第では歯を食いしばらなければならないときもあるということです。

特にスポーツおいては、かむことがパフォーマンスの向上に役立ちます。「かむこと」でどんなパフォーマンスの向上につながるのか、具体的にご紹介しましょう。

①筋力アップ

重いものを持ち上げるとき、グッと力を入れようとすると、自然と口の周りにも力が入ることがあります。歯をしっかりと食いしばることで、筋力が4～6％程度アップするといわれています。

②重心・姿勢の安定効果

上下の歯でしっかりかめている場合と、かみ合わせが悪い場合とでは、体の重心に違いが生まれ、かみ合わせが悪いと重心がブレやすくなります。

つまり、かむことが身体のバランスの安定を導くことになります。

かみしめることでふくらはぎの筋肉（ヒラメ筋）の興奮性が高まり、かむ力の強弱によって脊髄機能が変調し運動パフォーマンスに影響を与えるという報告があります。

そうなると、やはりかみ合わせを適切に導く必要があります。歯並びやかみ合わせが生まれつき悪い人や、歯科治療を繰り返すことでかみ合わせが悪くなる人、姿勢や癖によってかみ合わせが悪くなる人など、さまざまな要因でかみ合わせが悪い方向へ変化すると、身体は少しずつ影響を受けるようになり、自律神経だけでなく、顔面の形状、身体の姿勢に不調をきたし、身体の運動にも大きく影響することになるのです。

人間の頭の重さは4〜6kgで、ほぼボーリングの球の重さに相当します。その頭を支えているのが、首の骨（頸椎）と首（主に後頭部）の筋肉です。

かみ合わせのバランスが崩れると、頸椎と筋肉のバランスが崩れ、頭部が前後左右に傾きやすくなります。頭の位置がずれると、頸椎がずれ、胸椎、腰椎、骨盤へと少しずつずれていくようになります。骨盤が歪《ゆが》むと、身体や手足の痛みや痺《しび》れ、下半身のむくみ、冷え症、子宮の位置異常による不妊、内臓機能の低下などを招きます。

かみ合わせのバランスが、そのまま頭部のバランスにつながり、さらには全身のバランスに大きく影響するのです。

スマホに気をつけて!

電車に乗ると車両内の全員がスマートフォンを操作している。これはもう珍しいことでも何でもありません。町を歩けば、スマートフォンを操作しながら歩く人も少なくありません。

総務省による情報通信メディアの利用時間と情報行動に関する調査でも、スマートフォンを含む「モバイル機器」のインターネット平均利用時間は増加しており、2020年には10代・20代の休日の利用時間は200分を大きく超えています。もはやインターネットは生活に欠かせないツールであり、国民の大多数がスマートフォンを長時間利用する時代になりました。これはおそらく今後も続く傾向だと思われます。

　スマートフォンの長時間の使用により生じる、肩こりや首のこり、腱鞘炎《けんしょうえん》、眼精疲労、視力低下、ドライアイ、脳疲労などの症状の総称を「スマートフォン症候群」と提唱されるようになりました。これは頭痛、不眠、めまい、吐き気などにもつながりやすく、スマートフォンを長い時間、下を向いて使うことで首や背中の筋肉が緊張し、交感神経と副交感神経の切り替えがうまくできなくなるのです。特に交感神経が優位になり、これが続くことで頭痛やめまい、食欲不振、睡眠不足などの症状が出ます。

　自律神経が集中する首を長時間圧迫することで、副交感神経の働きを阻害し、頭痛やめまい、全身のだるさや食欲不振、不眠などの症状を引き起こしやすくなり、交感神経優位が長く続くことで、うつ症状を招きやすくなります。

　ＴＣＨを提唱した木野先生が、パソコンやスマートフォンを長時間使用することがＴＣＨを最も招きやすいと指摘しており、その原因は「姿勢」にあるといえます。

　スマートフォンを見るとき、ほとんどの方が手のひらの上に乗せたスマートフォンを見るのですが、通常6kgの頭の重さが首にかかるのに対して、頭が前方に15度傾くと、首にかかる力は12kgになり、30度傾けば18kg、45度傾けば22kg、60度なら27kgの力が首にかかるといわれています。これは8歳（小学校3年生）の児童の平均体重に相当する負荷となります。

また、頭を前に傾けることが、首のストレートネックにつながります。ストレートネックとは、通常は自然な湾曲を描いているはずの頸椎（首の骨）が、真《ま》っ直《す》ぐな状態になることをいいます。

ストレートネックは、「筋性のストレートネック」と「骨性のストレートネック」の2つに分けられます。筋性のストレートネックは、悪い姿勢を長時間続けることで筋肉が硬くなりストレートネックになる場合。骨性のストレートネックは、筋性のストレートネックがさらに悪化して頸椎そのものが変形してしまう場合です。

ストレートネックになっているかどうかは、簡単にセルフチェックできます。まず、壁にお尻と背中をつけて立ち、後頭部・肩甲骨・お尻・かかとの4箇所が自然に壁にくっついているかをチェック。後頭部が壁から浮く、無理をしないとくっつかない、という場合はストレートネックになっている可能性が高いといえます。

スマホを操作するときには、顔の高さまで画面を上げるようにしましょう。スマホを持っていない手を、持っている手の脇の下に挟むと安定感が保てます。

かみ合わせのずれにもご用心

下顎には2つの位置があります。それは歯をかみ合わせたときの位置と、かまない状態でリラックスしているときの位置です。この2つの位置が近いほど、下顎の位置は正しい位置にあるといえます。

リラックスしてかまない状態からかんだとき、同一線上にあれば問題ないのですが、かんだときに歯が接触した後に下顎が歯に誘導されて、前後左右いずれかにずれてかむ場合があります。これを「二《に》態《たい》咬《こう》合《ごう》」といいます。つまり、かむ場所が2つ以上ある状態を指します。

自ら発生するものとしては、悪い歯並び、悪いかみ合わせ、下顎を動かすことで唇が閉じやすくなる場合、顔貌を良く見せようとして下顎を動かす場合などがあります。

歯科治療により発生するものとしては、歯の詰め物や被せ物、入れ歯やインプラント、顎関節治療や矯正治療において、不適切なかみ合わせを歯科医師によって与えられた場合が挙げられます。特に気をつけていただきたいのは、歯科治療による二態咬合です。歯科治療を繰り返すうちにかみ合わせが本来の状態から少しずつ逸脱し、かみ合わせが変化することで下顎の位置がずれます。長い年月をかけて少しずつずれるので、多くの人たちはこのかみ合わせのずれに気づかず、違和感を持ちながらそのまま放置するケースがあります。時間が経つにつれて、原因不明の頭痛や、首、肩、背中の痛みが出現し、ひどくなると身体が動かない状態になる場合もあります。

特に奥歯に詰め物や被せ物が多い人や成人になって矯正をした人は、かみ合わせが歯科医師の任意によってつくられているので、もともとの状態からかけ離れる傾向があります。下顎の位置や動きと調和していれば良いのですが、調和しないとさまざまな問題に発展しやすくなります。顎顔面部や、頸部、胸部周辺の筋肉とかみ合わせの関係を考慮すれば、下顎の位置がずれることで生じる病気のリスクは高くなります。

歯の位置で決まる下顎の位置と、筋肉で決まる下顎の位置のどちらが正しいのか、については条件次第となりますが、筋肉や骨格に大きな問題がないとすれば、まずは歯科治療によって生まれたずれの原因を究明し、できるだけ歯科治療を施す前の状態に近づけることが理想的です。

ただし、ずれたかみ合わせに口の周りの筋肉が慣れている場合もあるので、慎重に近づけながら、リスクを最小限にし、日常生活に支障をきたさない方法で治療を行うことが大切です。方法については、歯科医師によって異なるので、何が良いかは一概にいえませんが、いきなり大げさな治療をするのではなく、まずは正しい診断と、可逆的な方法を第一選択とし、少しずつリハビリを兼ねて進めていくのが理想的です。

また、二態咬合を自分で確かめる方法として、直立し、両足を肩幅くらいに広げ、リラックスした状態でゆっくりと大きく口を10秒開けて、ゆっくり閉じてみてください。このとき、歯と歯が当たる直前で止め、顎と全身の力をさらに抜き、利き手の親指と人差し指で下顎の先をつまんで真上にカチカチ動かしてみてください。このとき、かみ合わせ全体がほぼ同時に当たればよいのですが、どこか一箇所だけに当たってしまう人は、二態咬合の可能性が高いといえます。

二態咬合は不定愁訴につながりやすく、特にかみしめや食いしばり、歯ぎしりの頻度が高い人は、その影響を受けやすくなります。食いしばりのコントロールだけでなく、かみ合わせ自体に問題がないかどうかを確認するようにしてください。

第6章

ストレスと食いしばり依存

多幸感をもたらす食いしばり

辛いとき、悔しいとき、哀しいとき、痛いとき、私たちはとっさに歯を食いしばります。歯を食いしばることで、ストレスや痛みを感じる信号をすぐに遮断することができるからです。この瞬間における歯を食いしばる行為は、身体が突如として押し寄せる不快な感情や痛みに対する一種の自己防衛反応といえます。

これは単なる反射的な生理学的応答だけでなく、複雑な神経伝達物質や生化学的なプロセスが関与しています。つまり、私たちの体には、痛みや苦しみを遮断するシステムが備わっているのです。そのシステムの中で活躍するのがβ-エンドルフィンと呼ばれる物質です。

β-エンドルフィンは「脳内麻薬」と呼ばれ、痛みやストレスに対する抑制効果を持っています。歯を食いしばるのは、身体が突如として押し寄せる不快感やストレスに対抗するための反射的な行為ですが、これが脳の防御機構を即座に起動させ、β－エンドルフィンの放出を促します。β－エンドルフィンはオピオイド受容体に結合します。

オピオイド受容体は脳、脊髄や末梢神経に存在し、感情や痛みのコントロールに関与する特別な受容体です。オピオイド受容体は鍵穴のようなもので、β－エンドルフィンがその鍵穴にぴったりはまると、その受容体が活性化され、これが痛みや不快感を瞬時にやわらげるのです。

痛みは、主に神経系を通じて伝達され、その信号が脳に到達することで意識的な痛覚を感じることができます。歯を食いしばることが歯にかかるストレスや顎の緊張を発生させ、これが神経系に対して痛みの信号を送る一因となります。つまり、歯を食いしばるという行為が、β－エンドルフィンを放出するきっかけになるのです。

またβ－エンドルフィンは、痛みを感じたときだけでなく、身体の免疫にも影響を与えています。β－エンドルフィンがＮＫ細胞の活性化を促進することで、免疫応答が強化されるのです。

ＮＫ細胞とはリンパ球の一つで、血液中を巡回してウイルスや細菌などの外敵や、がん細胞を攻撃します。運動はＮＫ細胞をさらに活性化させます。特に、楽しみながら有酸素運動をすることで、ＮＫ細胞が活性化し免疫力が高まるといわれています。

β－エンドルフィンの放出は、運動の強度や持続時間によって異なります。軽い運動やウォーキングでは、比較的少量のβ－エンドルフィンが放出され、激しい運動や長時間の運動を行うと、より多くのβ－エンドルフィンが放出される傾向があります。

β－エンドルフィンは、心理的改善も促します。ドーパミンの放出を促すので、安心感や幸福感が生まれ、ストレス時に心のバランスを取り戻すことに貢献します。

陣痛の痛みに対しても、痛みを緩和するβ－エンドルフィンが放出されます。

出産時には分娩開始から放出されますが、特に子宮口がすべて開いて赤ちゃんが娩出され、その後の胎盤が娩出されるまでに多量に放出されます。さらにこの物質には「健忘作用」も備わっており、陣痛の痛みを忘れ、出産を満足感や幸福感で満たす作用があります。

さらに、β－エンドルフィンは甘いものやアルコール、高脂質の食事でも分泌されます。これらはすべて依存性があり、肥満や中毒につながる傾向があります。

その理由は、β－エンドルフィンがドーパミンを放出させることで、さらに快楽を感じるからであり、快楽を手軽に続けることで依存度が上がります。また、強い光や大きな音でもβ－エンドルフィンは放出されます。

β－エンドルフィンが最も分泌されるのは、人間の本能に関連する食欲、睡眠欲、性欲、生存欲、集団欲に満足するときなので、もしかしたら私たちの生活はβ－エンドルフィンをいかにして放出するか、が行動選択の基準になっているといえるかもしれません。

依存体質の怖さ

自律神経系は、生体の内部環境の恒常性の維持に重要な役割を果たしています。私たちの身体は、私たちの意志だけで動かしているのではなく、体の法則に従って、環境に適応しながら自動的に役割を果たしているのです。

ほとんどの生き物は環境の変化に対応しながら、自らを変化させます。人間も長い歴史の中でその身体の機能を環境に適応させてきました。狩猟を主とした時代から始まり、農耕を主とした時代を経て、工業化によって文明はさらに加速し、そして今、社会はまさに情報を中心に益々発展を遂げています。

19世紀に電球が発明されてから現在に至るまで、２００年も経たないというのに、私たちの社会構造や生活習慣はあまりにも大きく変わってしまいました。先進国においては、生活の質や習慣はさらに複雑化し、人間の身体が追い付かないほどに環境変化のスピードが加速しているといえるでしょう。

生活がシンプルであればあるほど、自律神経をはじめとする各器官はより安定した働きをするはずですが、社会の利便性と引き換えに生じる環境の急激な変化や大きな社会的ストレスが、生体の恒常性に悪い影響を与えているといっても過言ではありません。

生活が複雑化し、ストレスが増加するからこそ、依存性の高い行動や物質への執着が強まり、特に先進国では、テクノロジーの進化や情報の急速な増加により、日常生活はますます複雑化しています。この複雑な環境に対応するため、人々は便利な手段や快楽をさらに求め、その結果として「依存体質」が形成されるようになりました。

たとえば、情報化社会ではスマートフォンやソーシャルメディアなどのデバイスやプラットフォームが普及し、これらに対する依存が問題となっています。また、快適で豊かな生活を追求する中で食物や薬物、アルコールなどに依存するケースも見られます。

これらの依存行動が、自律神経系や脳の報酬系を過度に刺激することで、身体の恒常性を乱す可能性がさらに上がります。特に歯科領域では、砂糖の過剰摂取による健康被害が多く認められます。

多くの日本人は、幼少期の頃から砂糖を含む食品を習慣的に摂取することが常態化し、砂糖の危険性について知らされないまま、知らず知らずのうちに糖依存になる傾向が強いのです。虫歯はその最たる証拠であり、歯周病も砂糖の過剰摂取で進行が速まります。

歯磨きをいくら頑張っても、砂糖を制限しない限り歯に関する問題は尽きません。それどころか、糖依存がさらに高くなれば自律神経が大きく乱され、うつ病をはじめとするさまざまな病気を発症しやすくなります。そもそも多くの人は、自分が砂糖を過剰に摂取していることにすら気がついていません。もはや社会全体が砂糖に依存してしまっているのです。

β－エンドルフィンもドーパミンも、本来は人間が生活を円滑に営むための恵まれた仕組みであり、特別な状況以外では過度に放出されないように調整されています。しかし、この自然な仕組みから生まれる快楽に酔いしれ、習慣や物質によってさらなる快楽を追い求めることが、身体の恒常性を乱し、生理学的なバランスを崩してしまうのは、本末転倒ともいえるでしょう。

もちろん、生き方は人それぞれ異なりますが、真の健康を手に入れたいのであれば、現代社会のさまざまな「依存体質」に注意してください。自然な喜びや幸福感を大切にし、適度な範囲でこれらの神経伝達物質が放出されるように心がけることで、健康でバランスの取れた生活を実現できると考えられます。

脳内の幸せホルモンと理想的な作用順序

私たちは「幸福とは？」という問いかけを、一度は考えたことがあるはずです。人類はこの難題に何千年もかけて取り組んできました。そして、その答えはおそらく、人それぞれにあって、今日もその答えに向かって生きているはずです。

哲学的な答えを求めるならば、その答えはさまざまでしょう。しかし、医学で捉えるなら、その答えは一つです。それは、幸福を感じる物質が脳内に放出されたときに、人は「幸福」になるのです。どんなに素晴らしくて良いことが起きても、この幸福を感じる物質が放出されなければ、幸せを感じることはできません。

つまり、医学的な視点でいえば、幸せとはホルモンの分泌なのです。ただし、ホルモンを分泌させるその背景が、健康を脅《おびや》かすものであってはいけません。あくまでも健全に分泌されることが大切です。ホルモンが正しく分泌されることが「幸福」の姿ではないでしょうか。

ホルモンは、「刺激する」というギリシャ語に由来する化学物質です。私たちの体内では、甲状腺や膵臓《すいぞう》、脳下垂体、生殖腺など、さまざまな場所でそれぞれ異なる働きを持つホルモンがつくられ、血液によって全身に運ばれています。これらのホルモンは多岐にわたる情報を伝達し、内臓や体の機能を調整する重要な役割を果たしています。

①セロトニン

セロトニンは、不安感をやわらげて精神を安定させる働きがあります。分泌が不足すると、イライラや不安が募《つの》り、衝動的で攻撃的になり、うつ病を引き起こすことがあります。また、睡眠を導く「メラトニン」の材料としても重要な役割を果たします。セロトニンは、心と体の健康に不可欠な要素です。昼夜逆転の生活や不規則な食習慣などが生活に乱れをもたらし、セロトニン不足を招く可能性があります。セロトニンはドーパミンやノルアドレナリンの過剰な働きを抑制し、ストレスに対して安定した感情を維持する役割を果たします。

〈セロトニンの分泌を増やす方法〉

○バランスの取れた食事

トリプトファンが豊富に含まれる食品をとることが重要です。主な食品には大豆製品（豆腐、納豆、みそ、しょうゆ）、肉、魚、乳製品（チーズ、牛乳、ヨーグルト）、穀類（米など）があります。さらに、きのこ類、ごま、ピーナッツ、卵、バナナにも含まれています。

○朝の陽光を浴びる

朝の太陽の光を浴びることで、脳のセロトニン分泌が促進されます。毎朝同じ時間に日光浴をする習慣を身につけることが大切です。

○リズミカルな運動

ウォーキングやサイクリングなどの一定のリズムで同様の動きを繰り返すリズミカルな運動は、約5分でセロトニン分泌を活性化し、20～30分でピークに達します。従って、20〜30分のリズム運動が理想的です。ガムをリズム良くかむことで、同様に良い効果が得られるといわれています。

②オキシトシン

通称「愛情ホルモン」であるオキシトシンは、分娩時に子宮収縮を促進し、乳腺を刺激して母乳分泌を促す重要な役割を果たします。オキシトシンの分泌により、脳は過剰なストレス反応から解放され、平常な状態に戻ることで気分が安定します。さらに、オキシトシンの豊富な分泌はセロトニンの放出も増加させ、お互いに協力し合ってストレスを軽減する相乗効果があります。愛情や人とのつながりがあることで精神が安定するのはこのためです。

〈オキシトシンの分泌を増やす方法〉

○スキンシップを図る

家族、恋人、友人、ペットとのスキンシップやマッサージ、ハグなど、身体的な触れ合いを増やすことでオキシトシンの分泌が促進されます。

○コミュニケーションを図る

見つめ合う、家族の団らん、楽しく食事をするなど、相手と心を通わせるコミュニケーションがオキシトシンの分泌を促進します。また、感動したり人に優しくしたりすることも分泌の促進につながります。

これらの方法を通じて、愛情やコミュニケーションを大切にすることが、オキシトシンの増加に寄与し、精神の安定を促進します。

③ドーパミン

ドーパミンは「快楽物質」とも呼ばれ、楽しい瞬間や目標達成、褒められたときなどに分泌され、やる気を高めてくれる重要な役割を果たします。

特定の行動によってドーパミンが放出され、それによって得られる快感は脳に学習され、同じ行動を再び望むようになります。これにより、より大きな喜びを求めて努力することが促進されます。ただし、このメカニズムが仕事や学習などにプラスに働く場合は良いのですが、依存症や中毒となる可能性もあります。たとえば、糖依存症、ギャンブル依存症、買い物依存症、ゲーム依存症、アルコール依存症などがその一例です。

ここで注意していただきたいのは、ドーパミンによる幸福感が最も充実したものとなる条件は、セロトニンやオキシトシンといったほかの幸せホルモンの分泌がきちんと整っていることです。

ドーパミンばかりに頼りすぎた不規則な生活を続ければストレスが蓄積し、幸福感はむしろ損なわれてしまうでしょう。心を安定させるセロトニン、他者とのかかわりを大切にさせるオキシトシン、やる気を高めてくれるドーパミン、という順番でバランスを図ることが真の幸福を実現する助けになるのです。

ノルアドレナリンとコルチゾールの関係

生体は外部の脅威や環境の変化に対して、機敏に対応する仕組みを備えています。この過程において、ノルアドレナリンとコルチゾールという２つの重要なホルモンが中心的な役割を果たしています。ストレス応答において密接に連携するこれらのホルモンは、身体の異常な状態から回復し、適切な調整を行うための複雑なメカニズムを支配しています。

○ストレス応答の開始

ストレスが発生すると、視床下部がＣＲＨというホルモンの分泌を増加させ、それが脳下垂体を刺激してＡＣＴＨ（副腎皮質刺激ホルモン）の分泌が促進されます。ＡＣＴＨは血液中を巡り、副腎皮質に到達してコルチゾールの分泌を増加させます。これにより、エネルギー供給や免疫応答の調整など、ストレスに対する身体のさまざまな生理学的な変化が起こります。

○アドレナリン、ノルアドレナリンの放出

　交感神経からの刺激を受けて、副腎髄質では、アドレナリンとノルアドレナリンが放出されます。

○身体の興奮、脳の覚醒

　アドレナリンは、身体を興奮状態にします。これにより、心拍数が上がり、血圧が上昇し、血糖値が増加します。ノルアドレナリンは脳内に作用し、これが覚醒、興奮、集中、闘争、恐怖、逃避などをもたらします。

○エネルギー供給

　コルチゾールは肝臓での糖の生成を促進し、血糖値を上昇させます。これにより、身体はエネルギーを供給し、ストレスに対抗します。ただし慢性的なストレスが続いてコルチゾールが過剰になると、脳の細胞に必要な神経栄養因子が低下し、海馬《かいば》にダメージを与えます。

○ホメオスタシス（恒常性）の維持

アドレナリン、ノルアドレナリンは急激な反応を引き起こし、一過性の興奮をもたらします。一方で、コルチゾールは比較的緩やかなストレス応答を提供し、長期的なエネルギー供給を調整します。

○フィードバック調整

ストレスが継続しない限り、過剰なノルアドレナリンとコルチゾールの分泌は抑制されます。脳は恒常性を維持するため、ストレスが解消されるとフィードバック機構が作動してこれらのホルモンの分泌を抑制します。この機構が作動しないと、ホルモンの過剰分泌によって体に悪い影響が生まれます。

ノルアドレナリンは「即応型」のストレス応答を担当し、コルチゾールは「持続型」

のストレス応答を担当します。

急激なストレスに対する応答は、副腎髄質から放出されるアドレナリン、ノルアドレナリンによって始まります。これらは瞬時にエネルギーを提供し、体を戦闘または逃走モードに切り替える効果があります。これにより、体内の急激なエネルギー需要に対応することができます。

一方で、コルチゾールは副腎皮質から放出され、ノルアドレナリンの効果を補完します。

コルチゾールは、ストレスホルモンとも呼ばれ、ストレスがかかったときに体や心を守るためにつくられ、糖・タンパク質・脂質の代謝を行う作用や、血圧を維持する作用があります。

つまり、コルチゾールは長期的なストレス応答に対応し、エネルギーの保存、免疫機能の調整、炎症の抑制など、さまざまな生理学的な変化を引き起こして体をサポートします。これにより、体は持続的なストレスに対応できるようになるのです。

ただし、コルチゾールの長期的な分泌は身体に悪い影響を与えるので、ストレスの原因そのものをできるだけ早く排除することが大切です。

簡単にいえば、急激なストレスがかかった場合、アドレナリン、ノルアドレナリンは即座の反応で駆動し、体がストレスに対応できる状態に導き、コルチゾールはその後のエネルギー調整を担当して、体が適切にストレスに対応できるようにしているのです。

急激なストレスにはアドレナリン、ノルアドレナリンが主体となり、慢性的なストレスにはコルチゾールが主体となる仕組みです。

第7章

歯とあなたの未来のために

自分でできるセルフチェック

食いしばりや歯ぎしりをしているかどうか？
気になる人のために自己診断するためのポイントをお伝えします。

○食いしばり
・ふだんから上下の唇が閉じていない
・安静時に舌が上顎に軽く触れていない
・何もしていない状態でも上下の歯が接触してしまっている
・上下の歯をわずかに離しているよりも、軽くかんでいるほうが楽に感じる
・鼻の呼吸より口で呼吸するほうが楽
・起床時に頬に疲れやだるさを感じる

- 舌の側面に歯型のような跡がついている
- 頬の内側に凸凹した線がある
- 下顎の内側に丸く凸凹した硬い隆起がある
- 仕事や勉強をしているときにかみしめていることが多い

○歯ぎしり

- 下の前歯の先端が斜めにすり減っている
- 犬歯の先端が水平に削れている
- 朝目覚めると頬の筋肉の疲れやコリを感じる
- 歯の詰め物や被せ物が時々外れたり欠けたりしてしまう
- よく見ると歯にひびのような線がある
- 奥歯が欠けている
- 歯の付け根（歯と歯肉の境目あたり）が欠けていて、爪先で触れると引っかかる
- 歯がよくしみる（特に冷たいもの）
- しっかり歯を磨いているのに歯周病がなかなか治らない

家族や友人に、就寝時の歯ぎしりの音を指摘されることで歯ぎしりに気づく場合もありますが、音がなくても食いしばりや歯ぎしりは起こります。

また、食いしばりや歯ぎしりの出現は必ずしも常態化するものではなく、出たり出なかったりする場合や、ある日突然出る場合もあります。

自覚症状だけで判断することは難しいので、口の中の状態で判断する必要があります。歯周病がなかなか改善しない方、数年ごとに歯を失っている方、歯科治療がなかなかうまくいかない方は、食いしばりや歯ぎしりが影響している可能性が高くなります。

歯科医院では歯周病の検査として、歯周ポケットの測定を頻繁に行いますが、この際に歯の動揺の有無を確認する（歯をピンセットの先で軽く揺らしてみる）ことがおすすめです。歯科医師や衛生士によってはこれを行わない場合もあるので、歯の揺れがないかどうか聞いてみましょう。もともと歯はほんのわずかに揺れるのですが、ふだんから強い食いしばりや歯ぎしりがあると、その影響を受けて通常より揺れるようになります。

ほかの歯より揺れが強い場合、その歯は歯根膜（歯を支える組織）に問題を生じていることを示します。これは食いしばりや歯ぎしりの影響を受けている可能性が高いといえます。歯周ポケットの測定も大切ですが、歯の動揺の有無はさらに大切です。左右に揺れるよりも、上下に揺れる場合はかなり深刻です。上下の揺れは歯の周りの組織に大きな問題があることを意味します。

通常よりも大きな歯のわずかな揺れの有無を早期に発見し、病的な揺れを改善することで歯根膜を健全な状態に戻せる確率が上がります。この対応が遅れてしまうと、元の状態に戻すのは難しくなります。特に歯に詰め物や被せ物がある人は、歯の自然なすり減りが期待できないので、食いしばりや歯ぎしりの影響を受けやすくなり、さまざまな問題につながります。

食いしばりや歯ぎしりが適度で軽度であれば、それはストレスに対する人間の防御システムとして問題ないのですが、過度に行われると、歯科疾患や不定愁訴、頭頸部の痛みなどにつながりやすくなるのです。

食いしばりや歯ぎしりがないか、ご自身でまず確かめることをぜひおすすめします。

食事が命

たとえば、車や電化製品を購入したとき、私たちはその製品についての、取り扱い説明書に基づいて使用するはずです。もしこれに従わずに使用したら製品が壊れる確率はかなり高いものになります。では、私たち自身はどうでしょうか。あなたは人間が健康で幸福に生きるためのご自身の取り扱い方についてご存じでしょうか？

私たちが健康に生きるためには、とるべき食事ととってはいけない食事を考える必要があります。なぜなら、健康は食事の内容に大きく左右されるからです。身体に悪い食事を続ければ病気になるのは当たり前で、身体に良い食事を続ければ、病気になる確率はかなり低くなります。

ところが、多くの人たちは、自らが選択する食事について、健康を前提にして選択しているというよりは、生まれ育った環境や、経済事情、職種、嗜好性《しこうせい》などによって食事の内容を選択する傾向が強く、長期的に見れば、その食事が身体に悪い影響を及ぼしてしまうにもかかわらず、病気になるまでやめられないというケースも少なくありません。（病気になってもやめない人もいます）。

自分の選択しているその食事が、自らの身体にどのような影響を与えているのかについて、多くの人たちは知りません。また、そのようなことについて義務教育で教えられることもほとんどないのです。

たとえ間違った食事であっても、続けてきた食習慣を変えることは至難《しなん》の業《わざ》です。わかっていても止められない人がたくさんいます。

歯科医師の立場からすれば、患者さんの健康状態には責任を持たなければなりません。虫歯を治療することより虫歯にならないように促すことが歯科医師の真の役割だと考えます。病気を治すことよりも病気にならないための生活を実現させることが真の医師の役割ではないでしょうか。

歯科医療に長く携わってきましたが、虫歯も歯周病もなるべくしてなっているのです。「虫歯になりやすい体質なのです」「歯が弱いのです」などと時々いわれることがありますが、それは体質ではなく、虫歯になるような食生活を送っていると断言できます。

歯は加齢によって抜け落ちるものではありません。誰のせいでもなく、自分の生活の在り方が歯にそのまま表れるといっても過言ではありません。

身体が持つ生体の機能を正しく稼働させることが健康という状態を実現するわけですから、健康を維持継続させるための食事、運動、入浴、睡眠、他者とのかかわりなどについて、人それぞれに適した方法があり、試行錯誤しながらも、「自分の正しい使い方」をできるだけ早く知り、行動することが重要なのです。

幼少の頃に、砂糖を常習的に与えられ、加工食品に依存した現代食によって、虫歯をはじめとするあらゆる病気が増加しているにもかかわらず、利便性を重視するあまりに、人類が何千年もかけてつくってきた身体の耐性を大きく逸脱する時代に突入したと思われます。

清涼飲料水に含まれる糖質量、加工食品に含まれる添加物や大量の脂質、これらが身体に与える影響の恐ろしさを知らずに、何のためらいもなく摂取している方がほとんどだと思います。

幸福に、そして健康に生きるのであれば、とにかく自律神経を正しく稼働させることが最優先となります。そのためには正しい食事でしかるべき栄養を獲得し、自分の体に合った適切な生活習慣を実現することが必要です。

聞こえが悪いかもしれません。現実は難しいかもしれません。それでも、できることから始めてみてほしいのです。甘いものを少し控えるだけでも、身体はより良い状態に導かれます。

特に、甘い飲み物は糖の含有量が非常に多く、自覚するのが難しく、糖依存性を高める傾向が強いので注意してください。砂糖の過剰摂取が自律神経を大きく乱し、虫歯をはじめとするあらゆる病気や問題を引き起こします。

糖質も甘味も薬物依存と同じ作用をすることが動物実験で明らかになっています。快感を求めて甘味や糖質の摂取を求め、次第に摂取量が増え、摂取しないとイライラするなどの禁断症状が出てきます。

コカインよりも甘味のほうが、より脳内報酬系を刺激するという研究結果まで報告されています。つまり、甘味はコカインよりも中毒（依存症）になりやすいのです。

健康を維持するための食事と、娯楽としての食事を分けて考えていただきたいのです。何もかもストイックにする必要はありません。せっかくの人生ですから娯楽として好きなものを食べることも必要です。でも、時々空腹を楽しむくらいがおすすめです。つまり、バランスを大切にしてほしいのです。

過食、飽食の時代の中、私たちは間違いなく食べすぎています。食品ビジネスはとどまるところを知りません。どんな食品も法律に抵触しなければそれは合法になります。ただし、合法であるものが、あなたの健康を保証するものではありません。タバコやお酒も同じ仕組みです。

まず知ること。そして自分の生き方を決めること。

生涯において、自由と健康とは与えられるものではなく、自らで獲得していくものなのです。健康で豊かな生活を実現するために、まずは食事の在り方から考えてみていただければ何より幸いです。

かむことがあなたを助ける

咀嚼は口腔内での直接的な消化作用だけでなく、生命の維持にきわめて重要で多岐にわたる作用を及ぼします。

現代では柔らかくて咀嚼回数が少なく咀嚼時間が短いファーストフードの摂取が主流となり、江戸時代から約80年前の敗戦時まで約１５００回であった１回の食事の咀嚼回数は、咀嚼時間とともに約60％減の約６２０回に減少し、減少傾向がなおも進行しているという報告があります。近年増加しているファーストフードやコンビニ食は脂肪分が明らかに多く、咀嚼回数を半減させていることは明白です。

朝食の欠食率は増加傾向にあり、成長期の小中学生における１万１０００名の調査によれば、成人に比較して１口の咀嚼回数は少なく、そのほとんどが20回以下で、３割が10回以下にとどまり、１割は清涼飲料水やジュースなどによる流し込みながらの咀嚼という結果となりました。

このような不十分な咀嚼は、口顎顔面頭蓋構造の成長発育に影響を及ぼし、口呼吸や閉塞性睡眠時無呼吸症につながることが危惧されています。さらに、咀嚼回数の減少はセロトニンやドーパミンの分泌低下につながり、ストレスや記憶に関連する脳のパフォーマンスにも悪い影響を与えます。

ただし、食べ物の硬さは適度に硬いものが望ましく、硬すぎるものでは、脳全体の活性度が下がった（小脳以外）という報告があります。

咀嚼は脳の前頭前野を活性化します。前頭前野は高度な認知機能を担っており、高齢においては認知力を向上させます。さらには海馬を刺激し、記憶力と空間認識力を増強します。

歯を失うと海馬の神経細胞数が減少し、機能が低下する可能性がありますが、入れ歯を使用することで認知症の発症リスクが低減するとの報告もあります。入れ歯を使用するなどしてかむ力を維持することが重要です。つまり、入れ歯やインプラントは脳の機能維持にも有効だといえます。

〈咀嚼回数の低下が認知症に影響を与える主な理由〉

○血行不良と酸素供給不足

咀嚼が減少すると頭部の血流が減り、脳への酸素供給が不足する可能性があり、これが認知機能に悪影響を与える。

○脳の活性不足
咀嚼は脳を活性化し、神経伝達物質の放出や神経回路の活性化を促進します。咀嚼回数の低下が脳の活性を制限し、認知機能の低下を引き起こす可能性があります。

○神経結合の減少
咀嚼動作が脳との神経結合を促進し、身体の動きを正確に調整する役割があります。咀嚼回数の低下がこの結合を減少させ、認知機能に悪影響を及ぼす可能性があります。

○唾液の不足
咀嚼は唾液の分泌を促進しますが、これが減少すると脳の健康に関連する物質の供給が不足し、認知機能に悪影響を与える可能性があります。

○食事の変化と栄養不足
咀嚼回数の低下は、食事の質や量に変化をもたらし、栄養不足が認知症の発症に寄与する可能性があります。

正しくかむことがもたらす良い効果を、小林先生ともご相談してまとめてみました。

①自律神経が整う
②血糖値が安定する
③免疫力が向上する
④身体の代謝が改善する
⑤食欲抑制効果
⑥うつ症状の改善
⑦記憶力の向上
⑧眼の改善
⑨しわ・たるみの緩和
⑩ストレスの軽減
⑪集中力の向上
⑫認知症の予防
⑬誤嚥性肺炎の予防

⑭腸内改善・便秘解消
⑮虫歯・歯周病の予防

たくさんかむことが、唾液やセロトニンの分泌を促し、脳を活性化します。唾液には免疫にかかわる物質が多く含まれており、虫歯や歯周病だけでなく、風邪をはじめとするさまざまな感染症を予防します。また、セロトニンは心を安定させる働きがあり、これがストレスに対する抵抗力になります。脳の前頭前野と海馬が刺激されることで、コミュニケーション、感情の制御、意思決定、記憶、集中力などの働きが向上します。

かむという動作をきちんと意識しながら食事をとれば、唾液の分泌や脳内の血流が増加し、体にさまざまな恩恵をもたらします。現代の食事によって多くの人たちは咀嚼の回数が大きく減少しているため、自らの持つ本当の力を引き出せていないのではないでしょうか。

柔らかいものばかり食べないように注意しましょう。

「よくかんで食べなさい」と昔の人はいいました。よくかんで食べることの大切さを、昔の人はよくわかっていたのかもしれません。

歯は守るもの

一般的な歯科治療を受けても問題が解決されないと感じている人たちがいます。痛みが消えない、不具合が改善しない、歯科医師が話を聞いてくれない、治療がいつまでも終わらないなど、歯科治療で困っている人たちが少なくありません。

なぜ、このようなことが起きるのか？

まず、歯の治療を受ける前に、必ず理解してほしいことがあります。

国民にとって医療が公平な存在であることが望ましいのですが、現実は違います。

各都道府県、地域性によって医療の格差があるのです。

歯科医療においては、歯科医療の質が地域ごとの人口数と歯科医師数の比率によって変化します。一日にたくさんの患者を診察しなければならない歯科医師と、一日に少ない患者を診察している歯科医師とでは、患者一人当たりに使える「時間」がまったく異なります。この時間の制約によって、たとえ素晴らしい治療技術を持っていたとしても、問題に対応できる範囲が少なくなってしまうということです。

小さな町や村では、そういう医療の在り方が定着することで、住民の歯科医療に対する考え方が固定化され、医学的に正しいかどうかではなく、各地域特有の「常識」によって治療方針が決定されることもあります。各地域の「歯」に対する考え方が、医学に基づく歯科医師の考えと大きな乖離《かいり》を生んでしまうのはこういう背景があるからなのです。

「歯磨きだけで予防できる」「フッ素を塗布すれば安心」「年齢を重ねれば歯を失う」「歯を治療すれば安心」「歯科医師はみんな、同じように治療してくれる」など、これらはすべて「幻想」です。

虫歯になってから歯科医院に行くという概念は、家が燃えてから消防署に連絡することと同じです。虫歯や歯周病になってからでは遅いのだということを、しっかりと念頭においてください。治療が予防に勝ることはありません。歯は治療するものではなく守るものなのです。

虫歯や歯周病から身を守るためには、まず、適切な食事をとり、食事の後には必ず歯磨きを行う習慣が必要です。まずは自分ができる範囲から始めてください。加工食品をできるだけ摂取しない、甘い飲み物はできるだけ控える、食事を栄養価の高い内容にする、など、人間が本来とるべき食事の在り方を見つめ直すことが大切です。

歯磨きを完璧に行うことは難しく、歯磨きだけですべての食物残渣《ざんさ》を取り除くことは困難です。デンタルフロスや口腔内洗浄機を用いても、限界があります。個人差もあるので一概にはいえませんが、食事と歯磨き、両方のバランスが重要だと考えてください。

そして、そのバランスが良い結果を生み出しているかどうかは、定期健診を行うことで判断できます。もし、定期検診を受けているにもかかわらず、虫歯や歯周病が定期的に見つかる場合は、食事と歯磨きが改善されていないと考えましょう。「食事」と「歯磨き」の2つを改善しないと治療後の長期的な安定を図ることが難しくなるからです。

治療とは、「必要悪」だと考えてください。どんな治療にも必ずリスクが伴うため、歯の治療を行う際は、慎重に検討する必要があるのです。

未来を決めよう

口の中とレントゲンを見れば、その人がいつから虫歯になり、どのような食生活を送ってきたか、今日に至るまでどのような治療を受けてきたかがおおよそわかります。乳歯から永久歯に生え替わる6歳頃には最初に大人の歯が生えてくるのですが、生えてきたばかりの永久歯は柔らかく、虫歯の進行は速く進みます。6〜7歳で生えてくる永久歯に大きな治療の痕跡や、すでに歯の神経を取り除かれている人は、幼児期の頃、つまり乳歯の時代から砂糖を含む食品を日常的に大量に与えられてしまい、6歳になってもその習慣が改善されないまま、最初に生えてきた永久歯が虫歯になるという簡単な原理があります。

最初の永久歯が虫歯になるということは、その年齢まで大量の砂糖を摂取してきたということですから、砂糖に対する依存度が高く、また、それを許してきた家庭環境が相乗して、その後数年かけて生えてくる永久歯も同じような道をたどり、小学生〜高校生の時代にたくさんの歯科治療を受けることになります。これが不幸の始まりです。

歯科治療を施されたことによって、痛みや不安はいったん取り除かれるのですが、治療を施せば施すほど、新たな問題が生じてきます。歯の形態やかみ合わせ全体が従来の形態と少しずつ異なり、ずれていきます。これがかみ合わせを悪化させる要因になります。

さらには、治療を施した歯は治療を施す前より虫歯や歯周病になる確率が上がります。それどころか、神経を取り除いた歯は、生涯においてその生存率が下がります。

大人が抜歯に至るケースのほとんどは、過去に治療を施され、歯の神経を取り除いたものばかりです。永久歯において治療が施されていない歯を抜歯することは、親知らず以外ほとんどありません。

歯磨きを頑張ることはとても重要ですが、現実にはそれだけでは予防になりません。正しく行えば短期的には予防になりますが、歯磨きですべての食物残渣を取り除くことは不可能であり、ましてや砂糖由来の残渣やバイオフィルムによっては、さらに困難となります。歯磨きをいくら頑張っても、そもそも砂糖を常習的に摂取すれば、いつか歯磨きが追い付かなくなり、虫歯の再発に至ります。

虫歯の再発を繰り返すということは、身体の糖依存が高いことを意味します。これが、自律神経にも悪い影響を与えます。

まず、ドーパミンなどの快楽物質が大量に放出されれば、反作用で心身ともに不安定になります。さらに、砂糖の過剰摂取は腸内環境を悪くするため、唾液に含まれるＩｇＡ抗体の産生を減少させます。これにより、免疫力が低下し、ウイルスや細菌に対する抵抗力が低下します。つまり歯周病も進行しやすくなります。

腸内環境が悪くなれば自律神経はさらに不安定に働きます。この悪循環を断ち切るための「オキシトシン」というホルモンが注目されています。

オキシトシンは心身ともに大切な役割を果たしています。不安をやわらげたり、食欲を抑え肥満を改善したりする働きや、骨や筋肉量を維持する、甘いものの摂取を抑制する働きがあるので、糖分を過剰に摂取する悪循環を断つホルモンとして期待されています。

幼少期に親が子どもに砂糖を与える理由は2つあります。

「子どもの喜ぶ笑顔が見たい」「子どもをコントロールしたい」

つまり栄養として与えるのではなく、親の都合で与えているのです。これが諸悪の根源なのです。

しかもほとんどの親は、自分が与えている砂糖の量がいかに多すぎるかを知りません。スポーツドリンクを当たり前のように与えていることがいかに危険かを知らないのです。

小さな子どもが虫歯になるのは、間違いなく親の責任です。子どもを喜ばせるはずの行動が、知らず知らずのうちに子どもを糖依存にし、子どももまた、その影響を受けたまま生きていかなければならなくなります。

歯の治療を定期的に繰り返す人の傾向として、幼少期からの糖依存が続くことでストレスが増大し、少しずつ自律神経が不安定になることで食いしばりの頻度が増えるようになり、虫歯を治すための歯科治療がいつの間にかかみ合わせを変化させ、食いしばりや歯ぎしりによる影響をさらに増大させるという悪循環が多く見られます。これが新たな虫歯、歯周病、顎関節症へと発展するというケースをたくさん診てきました。歯の問題に悩む多くの人たちが、この悪循環から抜け出せないのです。

問診時に食事の内容を確認すると、虫歯の発生率と甘いものを摂取する頻度はほとんどが比例します。虫歯のない人は、歯磨きが上手だからではなく、そもそも甘いものを好まない傾向が強いということです。どんなに歯の治療を施しても、原因そのものを断ち切らなければ未来は期待できなくなります。

先に述べたオキシトシンはスキンシップや円滑なコミュニケーションで分泌されます。子どもに必要なのは、甘いものではなく、スキンシップと会話なのです。愛情は、甘いもので代用できないということを覚えておいてほしいのです。

歯はあなたの生活や嗜好性を表し、それはつまりあなたの未来を指し示しています。10年、20年先にあなたの歯がどうなっているかは、歯科医師にとって想像に難くありません。歯科はそれほどまでに予知性が高い分野なのです。歯を歯だけの問題にせず、未来の健康を手に入れるための要素として捉え、自律神経を整える生活習慣を心がけていただけることを心から願っています。

あなたの歯を、未来に向けて守るのだと決めてほしいのです。

あなたの健康が社会を明るく照らし、未来を担う子どもたちをより豊かな社会に導くものだと、私は確信しています。

小林弘幸（こばやし・ひろゆき）

1960年生まれ。順天堂大学医学部教授。日本スポーツ協会公認スポーツドクター。自律神経研究の第一人者として、プロスポーツ選手、アーティスト、文化人へのコンディショニング、パフォーマンス向上の指導にかかわる。主な著書に『なぜ、「これ」は健康にいいのか?』（サンマーク出版）、『自律神経を整えるぬり絵』『聞くだけで自律神経が整うCDブック』『医者が考案した「長生きみそ汁」』（以上、アスコム）、『自律神経にいいこと超大全』（宝島社）など、ベストセラー多数。

毛利啓銘（もうり・けいめい）

1971年生まれ。歯科医師。モウリデンタルクリニック院長。歯科治療の矛盾や誤った常識を明確に説明し、基礎医学に基づいた論理的な治療を提供している。形骸的な治療ではなく、予知性が高く、治療後の予防管理を重視した治療を行っている。歯の根本的な問題を解決するため、約15年前から患者の食事や生活習慣の改善指導も行う。

【参考文献】

『健康でいたいなら10秒間口を開けなさい』吉野敏明 著（PHP研究所）

『噛めば脳が若返る』小野塚實 著（PHP研究所）

「睡眠時ブラキシズムにおける咬合力の研究」西川啓介、坂東永一、中野雅徳
（補綴誌42：740〜746, 1998.）

「咬合・咀嚼が創る健康長寿」小林義典（日補綴会誌3：189-219, 2011）

「おいしさと食行動における脳内物質の役割」山本隆
（顎機能誌18：107-114, 2012）

ブックデザイン：池上幸一
DTP：ユニオンワークス
編集・構成：九内俊彦、矢冨知子、荻田美加

自律神経を整えれば「食いしばり・歯ぎしり」は解決する

2024年3月27日　第1刷発行

著　者　小林弘幸　毛利啓銘
発行人　関川 誠

発行所　株式会社宝島社
〒102-8388
東京都千代田区一番町25番地
電話（営業）03-3234-4621
（編集）03-3239-0646
https://tkj.jp

印刷・製本　中央精版印刷株式会社

Printed in Japan
ISBN978-4-299-05346-6